DR. KATRIN GROSS

100 FRAGEN AN DEINE FRAUENÄRZTIN

Bibliografische Information der Deutschen Nationalbibliothek
Die Deutsche Nationalbibliothek verzeichnet diese Publikation in der Deutschen Nationalbibliografie. Detaillierte bibliografische Daten sind im Internet über https://dnb.de abrufbar.

Für Fragen und Anregungen
info@rivaverlag.de

Wichtige Hinweise
Dieses Buch ist für Lernzwecke gedacht. Es stellt keinen Ersatz für eine individuelle medizinische Beratung dar und sollte auch nicht als solcher benutzt werden. Wenn Sie medizinischen Rat einholen wollen, konsultieren Sie bitte einen qualifizierten Arzt oder eine qualifizierte Ärztin. Der Verlag und die Autorin haften für keine nachteiligen Auswirkungen, die in einem direkten oder indirekten Zusammenhang mit den Informationen stehen, die in diesem Buch enthalten sind.

Ausschließlich zum Zweck der besseren Lesbarkeit wurde auf eine genderspezifische Schreibweise sowie eine Mehrfachbezeichnung verzichtet. Alle personenbezogenen Bezeichnungen sind somit geschlechtsneutral zu verstehen.

Originalausgabe
1. Auflage 2023

Türkenstraße 89
80799 München
Tel.: 089 651285-0
Fax: 089 652096

Redaktion: Dr. Susanne Meinrenken
Umschlaggestaltung: Maria Verdorfer, München
Umschlagabbildungen: Shutterstock/Aleksandra Kirichenko, Irina Strelnikova, Marina Shevchenko, valeriya kozoriz, VasilkovS
Illustrationen im Innenteil: Karolin Ohrnberger, www.karooh.com; außer Seite 66: Shutterstock/Pikovi
Satz: Bernadett Linseisen (schere.style.papier), München
Druck: Florjancic Tisk d.o.o., Slowenien
Printed in the EU

ISBN Print 978-3-7423-2395-8
ISBN E-Book (PDF) 978-3-7453-2148-7
ISBN E-Book (EPUB, Mobi) 978-3-7453-2149-4

Wir produzieren nachhaltig
www.m-vg.de

Weitere Informationen zum Verlag finden Sie unter

www.rivaverlag.de

Beachten Sie auch unsere weiteren Verlage unter www.m-vg.de

DR. KATRIN GROSS

100 FRAGEN AN DEINE FRAUENÄRZTIN

Die wichtigsten Fakten und Tipps zu Sexualität, Verhütung, Vaginalflora, dem weiblichen Zyklus und häufigen Beschwerden

riva

INHALT

1

GESCHLECHTS-ORGANE

WIR SCHAUEN NÄHER HIN

Den weiblichen Geschlechtsorganen wird außer beim jährlichen Frauenarztbesuch keine besondere Aufmerksamkeit gewidmet. Im allgemeinen Sprachgebrauch existieren sie oft nicht einmal in ihrem korrekten Ausmaß. Was genau »untenrum« zu finden ist, darüber wissen wir erstaunlich wenig. Den Begriff Vagina hört man hin und wieder für alles im weiblichen Intimbereich. Doch die Vagina ist nicht sichtbar, sie gehört zu unseren inneren Geschlechtsorganen und bezeichnet lediglich die Verbindung zwischen Vulva und Gebärmutter. Um dieses Chaos aufzulösen, wird es höchste Zeit, deine Geschlechtsorgane genauer kennenzulernen.

ÄUßERES GESCHLECHTSORGAN – WUNDERWERK VULVA

Sammeldusche im Hallenbad – ein verstohlener Blick fällt auf die ältere Dame drei Duschköpfe weiter rechts, genauer gesagt auf ihren Intimbereich. Alles, was wir im Augenwinkel erhaschen können, ist ein graues Meer aus gekräuselten Haaren. Das dürfte bei vielen von uns die einzige Begegnung mit dem weiblichen äußeren Geschlechtsorgan gewesen sein. Denn wir Frauen – und mit »Frau« meine ich alle, die sich als Frau fühlen, wobei klar ist, dass dazu nicht alle Menschen mit weiblichen Geschlechtsorganen gehören, und dass nicht alle, die sich als Frau fühlen, weibliche Geschlechtsorgane haben – wir Frauen sind mit unseren Genitalien im öffentlichen Raum nicht sichtbar. Während Mann den Penis seiner Kumpels bereits im frühen Kindesalter in jeder Sportumkleidekabine betrachten kann, bleibt die Vulva im Verborgenen. Auch wenn Zeichnungen der Vulva vermuten lassen, dieses Organ sei sehr einheitlich, sieht die Vulva jeder Frau ganz einzigartig aus.

1 Jede Vulva ist anders – aber warum eigentlich?

Vulva, so wird die Gesamtheit deiner äußeren, sichtbaren weiblichen Geschlechtsorgane bezeichnet. Hierzu gehören der Venushügel, die Klitoris, der Vaginalvorhof, das Hymen und die Vulvalippen. Sind damit die Schamlippen gemeint? Ganz genau, aber dieser Begriff impliziert, dass unser wunderschönes weibliches Geschlechtsorgan Anlass bietet, sich zu schämen. Dafür gibt es aber keinen Grund. Wir verwenden daher den aktuell verbreiteten und aus feministischer Perspektive korrekten Begriff Vulvalippen. Diese Strukturen bilden einen engen Verbund und bestimmen das individuelle Aussehen deiner Vulva. Die Anatomie ist bei uns allen gleich. Details über den Aufbau der Vulva mit seinen zahlreichen lateinischen Begriffen, dem genauen Verlauf der Blutgefäße und den kleinsten Verzweigungen des Nervensystems habe ich schon während der ersten

Semester im Medizinstudium gelernt. Worüber niemand sprach, erkannte ich erst viele Jahre später, nachdem ich meine Ausbildung zur Frauenärztin begonnen hatte. Mit jeder gynäkologischen Untersuchung, jeder Operation im Intimbereich und jeder Geburt, die ich begleiten durfte, wurde klarer: Wirklich jede Vulva sieht anders aus! Es gibt unzählbare Variationen von Formen und Farben. Die Länge der Klitorisvorhaut, die Breite der Vulvalippen, die Farbe der Vulva im Vergleich zur umgebenden Haut und das Behaarungsmuster machen jede Vulva individuell und einzigartig. Im Grunde sollte das nicht weiter überraschen, schließlich hat auch keine von uns die gleichen Ohren, Lippen oder Füße. In den meisten Schulbüchern und selbst in Lehrbüchern der Medizin wird das allerdings nicht dargestellt: Hier gleicht eine Vulva der anderen: einheitlich symmetrisch, von den äußeren Vulvalippen bedeckt und einfarbig.

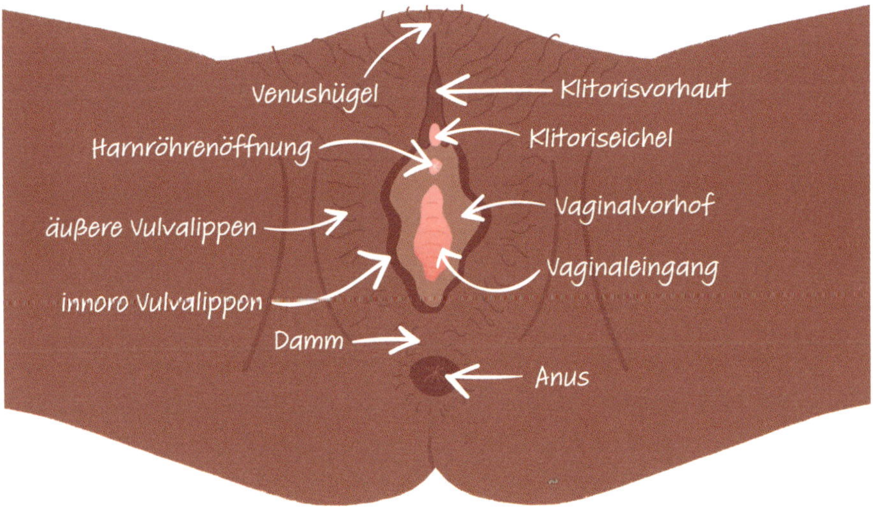

Die weiblichen Genitalien unterteilt man in äußere und innere Geschlechtsorgane. Die äußeren Geschlechtsorgane werden in ihrer Gesamtheit Vulva genannt.

Die individuelle Ausgestaltung der Genitalien findet noch im Mutterleib statt. In der ersten Zeit nach der Befruchtung ist jeder Embryo mit den gleichen Geschlechtsmerkmalen ausgestattet, sieht »untenrum« gleich aus, egal ob Junge oder Mädchen. Erst acht Wochen später, wenn die Hormonproduktion einsetzt, beginnt die Differenzierung zu weiblichen oder männlichen Organen. Dabei spielt nicht das Vorhandensein weiblicher Geschlechtshormone die entscheidende Rolle, sondern die schlichte Abwesenheit des männlichen Geschlechtshormons Testosteron gibt bei uns Frauen das Kommando zur Entstehung der Vulva. Für ihre Ausbildung benötigt der Embryo im Schnitt vier Wochen. Erst dann, in Woche zwölf der Schwangerschaft, sind die Geschlechtsorgane vollständig ausgeprägt und als solche im Ultraschall zu erkennen. Anschließend begibt sich deine Vulva in eine Art Winterschlaf, um sich mit Beginn der Pubertät unter dem Einfluss des weiblichen Geschlechtshormons Östrogen variabel zu formen. Jetzt entsteht das individuelle Aussehen deiner Vulva. So kann die Klitoriseichel teilweise sichtbar oder komplett von ihrer Vorhaut verdeckt sein, die inneren Vulvalippen können ganz glatt, leicht faltig oder stark krumpelig werden und dabei sieht die linke Hälfte niemals genauso aus wie die rechte. All diese Varianten sind normal!

Mythos

URIN KOMMT AUS DER VAGINA

Zwischen den inneren Vulvalippen und in der Regel vollständig von diesen bedeckt liegt im Verborgenen der Vaginalvorhof, in den die weibliche Harnröhre mündet. Die Harnröhre? Richtig: Wir pinkeln nicht, wie viele glauben, aus der Vagina. Der Urin plätschert aus der Harnblase über die Harnröhre in die Toilettenschüssel. Anders als Männer haben wir Frauen also einen exklusiven Weg für ihn.

2 Welche Formen konnen Vulvalippen haben und welche Rolle spielt Intimchirurgie?

Begriffe wie »große Schamlippen« und »kleine Schamlippen« sind irreführend. Denn die »kleinen« Vulvalippen sind fast immer größer als die »großen« und überragen diese um mehrere Zentimeter. Wie groß ist die Varianz der Vulvalippen genau? Was ist »normal«? Dieser Frage gingen Wissenschaftlerinnen und Wissenschaftler in Luzern 2017 nach.[1] Sie haben erstmals die äußeren Geschlechtsorgane einer großen Gruppe Frauen vermessen. Moment mal, 2017!? Vorher ist niemand auf die Idee gekommen, Vulven zu vermessen? Richtig, darüber waren selbst die Forschenden in Luzern erstaunt. Bereits vier Jahrhunderte zuvor füllte Kepler ganze Bücher mit Messungen über Positionen der Planeten und über 200 Jahre vorher hatte Humboldt schon Tausende tropische Pflanzenarten vermessen. Aber für die Maße der Vulva hatte sich bisher anscheinend niemand interessiert. Um diesen Missstand zu beheben, wurde schließlich bei 657 Frauen zwischen 15 und 84 Jahren das Maßband angelegt – mit erstaunlichen Ergebnissen. Die Breite der inneren Vulvalippen kann ein Millimeter oder 60-mal so viel, also sechs Zentimeter, betragen. Die Länge der äußeren Vulvalippen variierte immerhin zwischen einem und 18 Zentimetern. Es wurden unterschiedlich große Klitoriseicheln zwischen 0,5 und 3,5 Zentimetern entdeckt. Die Erkenntnis war so einfach wie eindeutig: »Normal« gibt es nicht. Die Vielfalt an Länge, Breite und Formen ist einfach zu groß.

Das Wissen darüber ist kaum verbreitet und auch ich hatte bis zum Ende meines Studiums keine Ahnung davon, wie vielfältig Vulven aussehen. Nicht jede von euch ist Frauenärztin von Beruf, aber wo, wenn nicht auf dem gynäkologischen Stuhl, soll man andere Vulven zu Gesicht bekommen? Genau, im Internet. Durch die für jeden zugängliche Pornografie sowie den Trend der kompletten Schamhaarentfernung wird das Aussehen der Vulva nach und nach sichtbarer. Das führt dazu, dass ihre Optik zunehmend thematisiert wird und neue Schönheitsideale entstehen. Allerdings ist die »Standardvulva« einer Pornodarstellerin komplett enthaart, der Venushügel flach, die äußeren Vulvalippen farblos und der After oft sogar gebleicht. Darüber hinaus sind die inneren Vulvalippen stets symmetrisch und so kurz, dass man sie nicht sehen kann. Schauen wir nochmal auf die Ergebnisse der Vulvastudie aus Luzern, dann stellen wir fest: Dieses Ideal entspricht in aller Regel nicht der Realität. Solche Darstellungen führen dazu, dass wir Frauen mit unseren natürlichen Vulven unzufrieden werden und uns dieser vermeintlichen Norm anpassen, und dadurch begehrenswerter sein wollen. Der Schritt unters Messer ist dann nicht mehr weit. Die Nachfrage nach schönheitschirurgischen Eingriffen im Intimbereich ist groß, es werden heute alle denkbaren »Korrekturen« angeboten – ein sehr lukrativer Geschäftszweig. Der häufigste Eingriff ist die Verkleinerung der inneren Vulvalippen, die sogenannte Labioplastik. Zwischen 2014 und 2018 hat sich die Anzahl der Labioplastiken um 25 Prozent erhöht. Ist ja keine große Sache, denkst du jetzt? Wir wollen schließlich oft das, was wir nicht haben: Wir lassen Haare färben, legen den Lockenstab an oder kleben künstliche Wimpern auf. Der Unterschied ist aber gewaltig: Ein intimchirurgischer Eingriff ist unumkehrbar und mit Risiken verbunden. Bei einer solchen Operation können sensible Nervengeflechte der Vulva verletzt werden. Empfindungsstörungen an den sehr berührungssensiblen und für die Lustgenerierung wichtigen inneren Vulvalippen können die Folge sein.

Die Vulva verändert ihr Aussehen im Lauf des Lebens

Sind die inneren Vulvalippen zunächst von den äußeren verdeckt und kaum sichtbar, wachsen sie während der Pubertät durch Geschlechtshormone in die Länge, werden dunkler, dicker und werfen Falten. Die prallen äußeren Vulvalippen können durch starken Gewichtsverlust und nach Schwangerschaften schlaffer werden. Ist die fruchtbare Lebensphase abgeschlossen, sinkt der Östrogenspiegel im Blut. So kommt es nach der Menopause zu einer Rückbildung der Vulvalippen, einer Verkleinerung der Klitoris sowie zu einem Schwund der Schleimhaut am Vaginaleingang. Auch die Behaarung nimmt ab und wird, genau wie auf dem Kopf, weiß oder gräulich. Diese Veränderungen sind total natürlich.

In seltenen Fällen gibt es auch medizinische Gründe für einen intimchirurgischen Eingriff: Wenn die inneren Vulvalippen so groß sind, dass sie ständig wund werden und im Alltag Schmerzen verursachen. Der Leidensdruck kann enorm sein und die Scham so ausgeprägt, dass eine glückliche Sexualität nicht möglich ist. Die gründliche Aufklärung vor so einem Eingriff ist entscheidend. Dazu gehört auch zu vermitteln, welche Vielfalt an Vulven es gibt und dass »Pornovulven« die absolute Ausnahme sind.

Die Schönheit deiner Vulva erkennen

Vermutlich hast du in deinem Leben nicht viele andere Vulven gesehen. Aber hast du deine eigene schon einmal betrachtet? Hast du wahrgenommen, wie sie aussieht, wie sie sich anfühlt? Falls nicht, ist jetzt die perfekte Gelegenheit. Du traust dich nicht? Vielleicht kann dich das ermutigen: Frauen, die wissen, wie ihre eigene Vulva aufgebaut ist, haben eine erfülltere Sexualität. Gönne dir diese kurze Auszeit und suche dir dafür einen gemütlichen Ort: das Bett oder einen flauschigen Teppich. Schaue dir deine Vulva dann im Spiegel näher an. Wo überall befinden sich Haare? Was verbirgt sich darunter? Nimm wahr, welche Farben deine Vulva hat, wie deine inneren Vulvalippen geformt sind und wieviel deiner Klitorisperle unter ihrer Vorhaut hervorspickelt. Es geht darum, deine Genitalien zu erfahren, und zu begreifen, mit welcher Scham sie bisher eventuell behaftet waren.

Für fortgeschrittene Vulvaforscherinnen habe ich diesen Rat: Schnappe dir deinen Spiegel noch einmal, direkt nach dem Sex. Du wirst erstaunt sein, wie anders deine Vulva plötzlich aussieht. Woran das genau liegt, erfährst du auf Seite 16.

3 Kann Intimrasur schädlich sein?

Von Natur aus hat jede Frau Intimbehaarung. Sie zieht sich vom Venushügel über die äußeren Vulvalippen, um den After und reicht oft bis auf die Innenseite der Oberschenkel.

Unsere Intimbehaarung unterliegt genau wie unser Kopfhaar der Mode. Auch wenn der natürliche Look aktuell wieder mehr im Trend liegt, hält ein Großteil von uns an der Idealvorstellung einer komplett rasierten Vulva fest. Da viele davon ausgehen, die Enthaarung sei eine gesellschaftliche Erwartung, kommt es regelmäßig vor, dass sich Frauen bei mir entschuldigen, wenn sie unrasiert zur Untersuchung kommen. Andere empfinden Intimbehaarung als unhygienisch oder versprechen sich besseren Sex (Stichwort Haare im Mund). Egal, warum du dich für die Rasur entscheidest, einige grundlegende Dinge sollten dir bewusst sein: Der Venushügel ist ein hochsensibles Sinnesorgan. Die Schamhaare haben die wichtige Aufgabe, Lust zu intensivieren und bilden quasi eine eigene erogene Zone. Außerdem werden Sexuallockstoffe über die Schambehaarung verteilt und nehmen so Einfluss auf unsere sexuelle Attraktivität. Entscheidest du dich für eine Rasur, entfernst du mit deiner Intimbehaarung diese Möglichkeit der Lustgenerierung.

Außerdem führen Probleme, die durch Intimrasur hervorgerufen werden, oft in die gynäkologische Praxis. Wie kommt es dazu? Sogenannte Rasierpickel entstehen, wenn nachwachsende Haare in die Haut einwachsen. Das löst als Reaktion eine lokale Entzündung aus, die du als Rötung und Schwellung wahrnimmst. Über Bakterien am Rasierer oder an den Fingern kann dann schnell eine lokale Infektion entstehen. Die betroffene Stelle tut weh und schwillt noch stärker an, es kann Eiter entstehen. Kapselt sich dieser Eiter in der Tiefe ab, muss diese Eiterhöhle professionell, also von einer Ärztin oder einem Arzt, eröffnet werden.

Tipps für eine sanfte Intimrasur

Um Rasierpickel und Hautreizungen zu vermeiden, kannst du einfach ein paar Punkte beachten:

- Führe die Rasur durch, wenn die Haut besonders weich ist, also nach dem Baden, Duschen oder nachdem du den Rasierschaum einige Minuten hast einwirken lassen.
- Entferne überschüssige Hautzellen vor der Rasur durch ein sanftes Peeling mit einem Peeling-Schwamm.

- Verwende am besten frische Rasierklingen, die ihr Leben nicht schon seit Wochen in der Duschablage fristen.
- Rasiere, wenn möglich, nicht gegen die Wuchsrichtung und ohne die Haut zu spannen.
- Trage nach der Rasur eine Desinfektionssalbe auf (die gibt es rezeptfrei in der Apotheke).
- Spüle den Rasierer anschließend gründlich ab und lagere ihn trocken an einer sauberen Stelle.

Führt das nicht zu einer Verbesserung deines Hautbildes, kannst du versuchen, auf Cremes zur Haarentfernung umzusteigen. Sie lösen das Haar oberhalb des Hautniveaus chemisch auf und führen daher seltener zu eingewachsenen Haaren.

Übrigens: Die Annahme, dass Rasieren zu einem dichteren und dickeren Haarwuchs führt, ist unbegründet. Er rührt daher, dass wir die Haare an ihrem dicksten Abschnitt, in der Nähe der Wurzel abschneiden. Bei vollem Schamhaar werden die Haare zu ihrem Ende hin immer dünner und feiner. Fährt man nach der Rasur über die verbliebenen Stoppeln, fühlen sie sich im Vergleich dicker und rauer an.

4 Wo befindet sich die Klitoris wirklich?

Bereits im 17. Jahrhundert wurden Lage und Aufbau der Klitoris sehr genau erforscht und präzise in anatomischen Zeichnungen festgehalten. Man fand heraus, dass die Klitoris im Schnitt elf Zentimeter lang und damit zwei Zentimeter länger als der durchschnittliche Penis ist. Ein Organ beachtlicher Größe. Wie ist zu erklären, dass dieses Wissen heute kaum noch bekannt ist? Im Verlauf des 19. Jahrhunderts fand eine durch Kirche und Patriarchat herbeigeführte Unterdrückung der weiblichen Sexualität statt, die teilweise bis heute anhält. Dazu kam die Erkenntnis, dass der weibliche Orgasmus nicht für die Fortpflanzung notwendig ist – dass eine Frau ohne ihn schwanger werden kann. Dieses Wissen hat die Klitoris überflüssig gemacht, wodurch sie nach und nach an Aufmerksamkeit verlor. In der Erstausgabe des Anatomie-Standardwerks *Grey's Anatomy* aus dem Jahr 1858 beispielsweise wurde die Klitoris noch korrekt in ihrer vollen Größe abgebildet. Nicht einmal 50 Jahre später fand sich auf der gleichen Seite nur noch eine klitzekleine Kugel, beschriftet mit »Klitoris«. Und so ist sie uns bis heute bekannt: als kleine Perle oder »Kitzler« irgendwo am vorderen Teil der Vulva.

Die Klitoriseichel bildet aber nur die Spitze des Eisbergs, das einzig sichtbare eines riesigen Lustorgans. Um sie zu finden, orientieren wir uns an den inneren Vulvalippen. Die vereinigen sich an ihrem zum Bauch gerichteten Ende zur Klitorisvorhaut, welche mit der Klitoriseichel teilweise fest verwachsen ist. Größe und Faltenreichtum der Klitorisvorhaut sind sehr variantenreich. Der freie Teil der Klitoriseichel kann durch Zurückziehen der Klitorisvorhaut sichtbar gemacht werden. Aber über 90 Prozent der Klitoris sind nicht sichtbar und liegen im Inneren deines Körpers. Dazu gehören der Klitorisschaft, die beiden Klitorisschenkel und die paarigen Schwellkörper. Der Klitorisschaft setzt sich als kleines Würmchen hinter der Klitoriseichel ins Innere fort. Die Schenkel ragen bis tief in dein Becken, während sich die beiden Schwellkörper um den Vaginaleingang schmiegen und diesen umschließen. Die Klitorisschenkel bestehen aus einem großen Knäuel Venen, die von einer dicken Hülle umgeben werden. Sie füllen sich mit Blut und schwellen auf diese Weise bei sexueller Erregung an und werden steif – exakt wie die Erektion des Penis beim Mann. Der Klitoriskörper mit seinen beiden dicken Schenkeln reitet auf den Schwellkörpern und ist über »Zügel« mit ihnen verbunden. Die Schwellkörper vergrößern sich bei sexueller Erregung um bis zu 40 Prozent. Da den Schwellköpern im Vergleich zu den Schenkeln eine straffe Hülle fehlt, können sie keine Erektion ausbilden. Durch die Befestigung der Klitoris am Beckenknochen und an den inneren Vulvalippen ist sie anders als der Penis kaum beweglich. Das Wissen über das wahre Ausmaß und die Lage der Klitoris hätte uns wahrscheinlich viele frustrierende Erfahrungen erspart. Erzählt es daher unbedingt weiter!

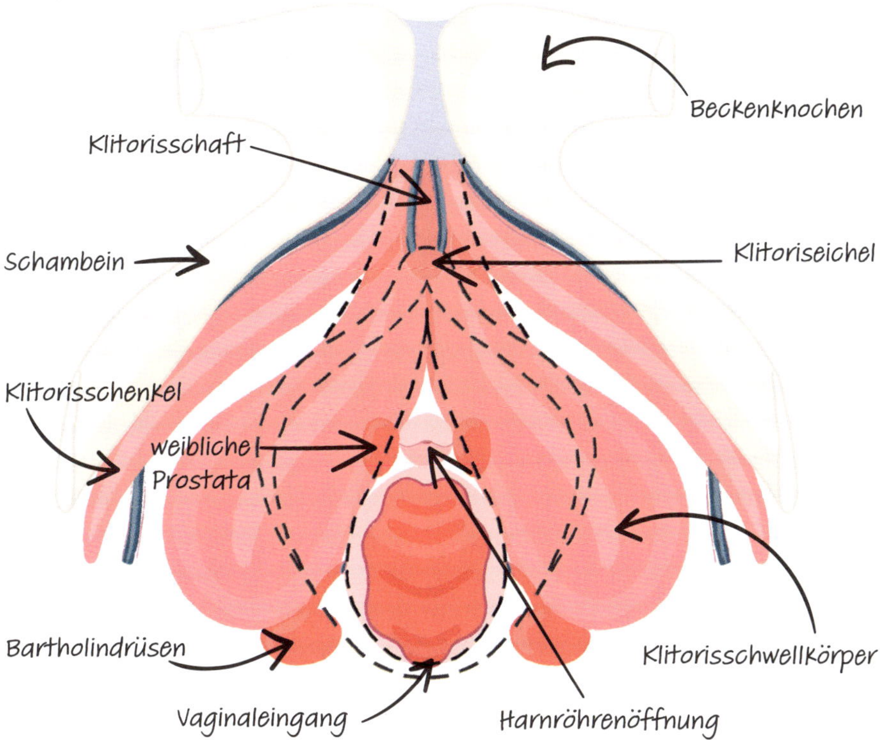

Die Klitoris umfasst die hier in Rosa eingezeichneten Anteile im Becken der Frau, von denen bis auf die kleine Klitoriseichel alle von außen nicht zu erkennen sind (die gestrichelten Linien deuten die Klitorisvorhaut und die Vulvalippen an).

5 Wie kann die Klitoris stimuliert werden?

Jede Vulva ist mit spezialisierten Sinnessensoren ausgestattet, die der Stimulation dienen. Sie reagieren auf sanfte Berührungen, auf Reibung und auf Druck. Ein Teil dieser Sinnessensoren kommt überall in der Haut vor. Sie heißen Merkelsche Tastkörperchen und Ruffinikörperchen und detektieren, wie stark das Areal berührt wird, in dem sie liegen. Im Genitalbereich finden sich zusätzlich spezialisiertere Sensoren – die Genitalkörperchen. Sie haben die Aufgabe, neben der Information »Es findet eine Berührung statt« die Nachricht »Das macht Lust auf mehr« an das Gehirn zu senden. So können die Klitorisschenkel und Schwellkörper indirekt über die darüber liegende Haut erregt werden. Das Rennen um die meisten Sinnessensoren gewinnt allerdings die Klitoriseichel, sie ist mit bis zu 10 000 Nervenendungen die sensibelste Region deines Körpers. Die Information »Das macht Lust auf mehr«, die dabei an das Gehirn gesendet wird, bewirkt, dass die Eichel aus ihrer Vorhaut hervortritt, um noch mehr Berührung oder Reibung aufnehmen zu können und so die entstandene Erregung immer weiter zu steigern. Viele Frauen empfinden eine direkte Berührung der Klitoriseichel daher als unangenehm. Ein sanftes Streicheln der Klitorisschenkel kann dann eine schöne Alternative sein.

Das ist aber nicht alles, was die Klitoris zu bieten hat: Ihre Stimulation bewirkt auch eine verstärkte Durchblutung. Gefäße werden weitgestellt und es kommt zu einem regelrechten Blutstau in der Klitoris. Anders als auf der Autobahn ist das hier ein gewünschter Effekt. Die Venen nehmen dadurch enorm an Volumen zu und werden gegen ihre straffe Bindegewebshülle gedrückt. Ein Blutabtransport ist nun nicht mehr möglich und das Gewebe wird hart – so entsteht die Erektion. Durch die Ausdehnung der Klitorisschwellkörper wird der Vaginaleingang zunehmend verengt. Zusätzlich wird durch die Muskulatur der kräftigen Klitorisschenkel rhythmisch Blut in die Klitoriseichel gepumpt. Dieses Pumpen kann durch vaginale Penetration noch verstärkt werden. Das rhythmische Stoßen des Penis oder eines Sexspielzeugs drückt ebenfalls die Klitorisschenkel zusammen und presst noch mehr Blut Richtung Klitoriseichel, was wiederum die Genitalkörperchen in Aufruhr versetzt. Bei anhaltender Erregung führt dieses faszinierende Zusammenspiel schließlich zum Orgasmus. Dabei zieht sich die Klitoriseichel prompt wieder unter ihre Vorhaut zurück, um sich vor einer Überreizung zu schützen. Egal ob sie durch sanftes Streicheln, Druck oder Vibration erregt wird: Deine Klitoris gibt alles, um dir zu einem Orgasmus zu verhelfen. Mehr dazu wirst du ab Seite 149 erfahren.

6 Wie sieht mein Hymen aus?

Der Glaube, dass der Vaginaleingang vor dem ersten Geschlechtsverkehr durch ein Häutchen ähnlich einem Joghurtdeckel verschlossen wird, ist in unserer Gesellschaft fest verankert. Es werden viele Unwahrheiten über dessen Bestehen und Verlust von Generation zu Generation weitergegeben. Falsche Annahmen über das »Jungfernhäutchen« begegnen uns daher überall. Im Internet, in Arztpraxen und im Aufklärungsunterricht. So verfestigt sich der Mythos »Jungfernhäutchen« in jedem heranwachsenden Mädchen. Die im medizinischen Jargon verwendete Bezeichnung *Hymen* kommt aus dem Griechischen und bedeutet »Membran« oder »Häutchen«. Dieser Begriff ist nicht passend, denn er unterstützt den Mythos des vor dem ersten Geschlechtsverkehr noch vollständig verschlossenen Vaginaleingangs. Anatomisch eindeutig ist hingegen, dass: es keine Haut gibt, die fest über den Vaginaleingang gespannt ist. Etwa ein bis zwei Zentimeter vom Vaginaleingang entfernt befindet sich lediglich ein elastischer Kranz aus Schleimhautfalten, der einige Millimeter in deren Öffnung hineinragt. Bei fast allen Frauen ist dieser Schleimhautkranz ringförmig und wird daher *Hymen anulare* genannt. Er ist jedoch sehr variabel ausgeprägt und kann auch wie ein Halbmond geformt sein.

Nur in Ausnahmefällen verschließt er den Vaginaleingang ganz oder teilweise. Das Menstruationsblut kann dann nicht richtig abfließen und staut sich in der Gebärmutter *(Uterus)*, was zu Unterbauchschmerzen in der Pubertät führen kann. Diese fehlerhafte Ausbildung des Schleimhautkranzes muss in einer kurzen Operation behoben werden. Sind nur Teile des Schleimhautkranzes miteinander verwachsen, entsteht die Variante des *Hymen cribriforme*. So eine Verwachsung kann den Vaginaleingang löchrig aussehen lassen oder ihn in zwei Hälften unterteilen *(Hymen septus)*. Auch in diesem Fall wird durch einen kleinen Schnitt der Vaginaleingang geöffnet. Wir halten fest: Ein »Jungfernhäutchen« gibt es nicht. Um dieses Wissen gesellschaftlich zu verankern, braucht es neue Bezeichnungen. Wenn es darum geht, solche wertfreien Begriffe für unsere Genitalien durchzusetzen, sind uns die Schweden ein großes Stück voraus. Die

Schwedische Vereinigung für Sexualerziehung ersetzte das Wort für Jungfernhäutchen mit dem Wort *Slidkrans,* also Scheidenkranz, was viel besser die Beschaffenheit dieser Schleimhautfalte beschreibt. So wird durch Sprache eine neue Realität geschaffen.

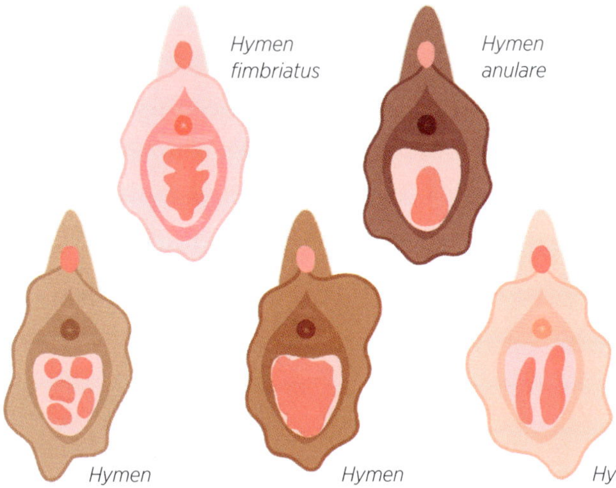

Das Hymen, hier hellrosa, ist eine dünne Schleimhaut, die ganz unterschiedlich aussehen kann.

7 Hat jede Frau ein Hymen?

Als Embryo im Fruchtwasser unserer Mütter schwimmend hatten wir alle eine Sache gemeinsam: Unsere Vagina war tatsächlich durch ein Schleimhäutchen verschlossen. Die mütterlichen Hormone, die uns als Babys während der Geburt überfluten, bewirken, dass dieses Häutchen ganz weich wird und sich öffnet. Übrig bleibt besagter Schleimhautkranz. Während der Pubertät und der damit einhergehenden Ausschüttung eigener weiblicher Geschlechtshormone wird der Schleimhautkranz noch weicher und nimmt seine rosige Farbe an. Verschwinden wird der Schleimhautkranz jedoch nie. Er ist bei uns allen vorhanden – egal wie viel Sex wir hatten, wie viele Kinder wir geboren haben oder wie alt wir sind. Ich verwende ihn sogar täglich zur Orientierung, wenn ich nach einer natürlichen Geburt vaginale Verletzungen versorge. Es gibt selten Frauen, die von Geburt an keinen Schleimhautkranz haben. Und das macht rein gar nichts; diese Frauen haben keinerlei Einschränkungen der Sexualität oder Fruchtbarkeit. Ob der Schleimhautkranz vorhanden ist oder nicht, spielt daher aus medizinischer Sicht überhaupt keine Rolle.

8 Reißt und blutet das Hymen, wenn es beim ersten Mal durchstoßen wird?

Den Irrglauben, ein »Jungfernhäutchen« verschließe die Vaginen dieser Welt, haben wir bereits widerlegt. Wie sieht es mit dem Hymen als Ausdruck der Jungfräulichkeit aus? Es ist ein Konstrukt des Patriarchats mit dem Ziel, die Sexualität von uns Frauen zu kontrollieren. Welche Macht dieser Mythos hat, spiegelt sich in der Vorstellung, dass das Jungfernhäutchen beim ersten Mal durchstoßen und dabei unter Schmerzen zerstört wird. So stand es bis vor Kurzem sogar noch im Duden: Unter *Defloration* war im Duden zu lesen: »Zerstörung des Jungfernhäutchens einer Frau [beim ersten Geschlechtsverkehr]«; auf die Initiative von *Clitoria's Secrets* wurde die Definition Anfang 2020 geändert in: »Beenden der weiblichen Jungfräulichkeit (durch ersten Geschlechtsverkehr)«].

Durch solche mit schmerzhafter Zerstörung assoziierten Beschreibungen wird das »erste Mal«, bevor es überhaupt erlebt wurde, mit Angst besetzt. Angst ist ein so mächtiges Gefühl, dass es über das Gehirn direkt an den Beckenboden weitergegeben wird. Dieser reagiert darauf mit Anspannung seiner Muskulatur, was zu Krämpfen und Schmerzen führt, was wiederum die Vorstellung vom schmerzenden Reißen des Hymens verfestigt. Fakt ist aber: Es gibt kein verschließendes Häutchen und damit auch kein einmaliges Event wie die erste Penetration, durch das es reißt. Es ergibt keinen Sinn, überhaupt von »intakt« und »zerstört« zu sprechen. Wie wir gelernt haben, zieht sich der Schleimhautkranz kontinuierlich im Laufe des Lebens zurück. Dieser Effekt kann zwar durch die Einführung von Penissen, Tampons oder Menstruationstassen verstärkt werden, die Bezeichnung »reißen« trifft aber nicht im Entferntesten zu.

Und wenn wir schon dabei sind, mit Irrglauben aufzuräumen: Die Blutung als Zeichen der »Entjungferung« ist wissenschaftlich widerlegt. Der Schleimhautkranz besitzt im Vergleich zur restlichen Vulva relativ wenige Blutgefäße. Eine Penetration löst daher nur in seltenen Fällen eine Blutung dieser Struktur aus. In einigen konservativen Gemeinschaften wird von frisch Vermählten aber eben dieser Blutbeweis verlangt. Aus Sorge davor, das Laken könnte weiß bleiben, piksen sie sich in den Finger oder setzen »künstliche« Hymen mit Rinderblut ein. Manche entscheiden sich sogar für eine sogenannte »Hymenalrekonstruktion«. In einem operativen Eingriff wird der vaginale Schleimhautkranz zusammengenäht, um die Illusion eines »Jungfernhäutchens« zu erschaffen.

Eine Blutung während des ersten penetrativen Geschlechtsverkehrs oder bei darauffolgenden Malen kann zwar vorkommen – jedoch aus anderen Gründen. Beispielsweise durch forciertes Eindringen bei mangelnder Feuchtigkeit der Vagina können kleine Risse in der Schleimhaut entstehen, die aber schnell verheilen. Seltener ist es der Muttermund, der blutet – eine Schleimhautverletzung, die absolut harmlos ist. Es ist wissenschaftlich belegt, dass eine Blutung nach dem ersten Mal in der Mehrzahl der Fälle gar nicht beobachtet wird.[2, 3]

Mythos

ANHAND DES JUNGFERNHÄUTCHENS LÄSST SICH FESTSTELLEN, OB DU SCHON SEX HATTEST

Wissenschaftler konnten belegen, dass es durch Sex nicht zwingend zu Veränderungen des vaginalen Schleimhautkranzes kommt. Bei über der Hälfte der untersuchten Mädchen konnte nach einvernehmlichem penetrativen Geschlechtsverkehr keine optische Veränderung des Schleimhautkranzes festgestellt werden.[4] Nicht nur die Wissenschaftler, sondern absolut niemand konnte und kann feststellen, ob ein Mädchen oder eine Frau bereits Sex hatte. Die Weltgesundheitsorganisation (WHO) hat daher 2018 dazu aufgerufen, sogenannte »Jungfräulichkeitstestungen« zu unterbinden.

INNERE GESCHLECHTSORGANE – GEHEIMNISVOLLE UNTERWELT

Verborgen in unserem Unterbauch und geschützt durch das Becken liegen unsere inneren Geschlechtsorgane. Dazu zählen die Vagina, die Gebärmutter, die Eileiter und unsere Eierstöcke. Bereits im Mutterleib angelegt und während der Pubertät zum Leben erweckt, dienen sie alle einem Zweck: der Fortpflanzung. Dafür sind Empfängnis, die Beherbergung und Ernährung eines Embryos und die Geburt entscheidend. Um diese Funktionen erfüllen zu können, verfügen diese Organe über beeindruckende Fähigkeiten.

9 Welche Aufgaben hat die Vagina?

Die Vagina ist ein Muskelschlauch, der sich zwischen Vaginalvorhof und Gebärmutter erstreckt und damit die Verbindung zu deinen inneren Geschlechtsorganen herstellt. Durchschnittlich ist sie zehn Zentimeter lang. Wenn nicht gerade ein Tampon oder etwas anderes eingeführt wurde, liegen die Vorder- und Rückwand der Vagina aneinander und berühren sich. In der Vagina befindet sich dann: nichts. Ihre beiden Nachbarorgane Harnblase und Enddarm drücken den Muskelschlauch in ihrer Mitte zusammen und verteidigen so ihren Platz im Becken. Auch wenn die Vagina also zurückhaltend erscheint, hat sie bedeutende Aufgaben. Sie ist dein primäres Geschlechtsorgan und ermöglicht ein Eindringen des Penis und damit die Fortpflanzung. Der durchschnittliche Penis misst im erigierten Zustand 13 Zentimeter und damit 3 Zentimeter mehr als die Vagina. Wie soll das passen? Die Vagina kann sich auf die doppelte Länge ausdehnen. Ihre enorme Elastizität erhält sie durch einen anatomischen Trick: Sie ist nicht glatt, sondern in zahlreiche Falten gelegt. Ähnlich einer Ziehharmonika kann sie sich so, wenn wir erregt sind, in ihrer Länge ausdehnen.

Die Wände der Vagina sind von innen mit Schleimhaut überzogen. Die Schleimhaut wird, genau wie in deinem Mund, immer feucht gehalten. Das geschieht durch die umgebenden Blutgefäße, die ihre Flüssigkeit (aber nicht die Blutzellen) durch die Vaginalwand ins Innere drücken, wie bei einem Sieb. Die Feuchtigkeit hat zur Folge, dass alles, was in die Vagina eingeführt wird, besser gleitet. Sollte es beim Sex trotzdem zu starker Reibung kommen, können in der Schleimhaut kleinere Risse entstehen, die umgehend von der Vagina selbst repariert werden und folgenlos abheilen. Obwohl auf diese Weise die Penetration ermöglicht wird, trägt die Vagina wenig zur Entstehung deiner Lust bei. In ihrem Inneren sind nämlich kaum Nervenendungen zu finden. Je weiter wir in die Vagina vordringen, desto weniger empfindsam ist sie. Das machen wir Ärztinnen und Ärzte uns bei verschiedensten Operationen zunutze. Die unsensible Region in ihrem hintersten Ende lässt zu, dass problemlos Eingriffe wie die Entfernung der Gebärmutter von dort aus durchgeführt werden können. Zugute kommt uns dabei die hervorragende Selbstheilungsfunktion der Vagina.

Am hinteren Ende der Vagina ist ein fester Knubbel zu tasten. Immer wieder kommen Patientinnen zu mir in die Notaufnahme in der Sorge, einen Tumor in der Vagina entdeckt zu haben.

Mythos

DIE VAGINA KANN DURCH SEX UND GEBURTEN AUSLEIERN

Entgegen allen wissenschaftlichen Erkenntnissen besteht der Glaube, die Vagina könnte durch Geschlechtsverkehr ausleiern. Um zu verstehen, warum das ein Mythos ist, musst du dich kurz an den Aufbau der Vagina erinnern und stellst fest: Eine straffe Vagina gibt es nicht. Jede Vagina hat etliche Falten, die sie runzelig erscheinen lässt. Dieser Wandaufbau macht sie so elastisch und ermöglicht ihr, sich bei Erregung in Länge und Breite auszudehnen. Entscheidend ist, was anschließend geschieht: Durch ihren Faltenreichtum und die umgebende Muskulatur bildet sich die Dehnung vollständig zurück und die Vagina nimmt wieder ihre ursprüngliche Form an (Stichwort Ziehharmonika). Das gelingt ihr selbst nach der Geburt, obwohl der Kopf eines Neugeborenen durchschnittlich 36 Zentimeter Umfang hat – da soll noch einmal einer behaupten, ein Penis könnte eine Vagina ausleiern.

Keine Angst: Das ist der Gebärmutterhals. Dass er einige Zentimeter in die Vagina hineinragt, ist absolut normal! Über diesen Weg wird dein Menstruationsblut einmal im Monat abgeleitet. Bleibt die Blutung aus, kann das ein erstes Zeichen für eine entstandene Schwangerschaft sein, an deren Ende die Vagina einer weiteren Aufgabe nachkommt: Sie dient als Geburtskanal. Dabei kommen wieder ihre Falten zum Einsatz: Sie erlauben neben der Ausbreitung in die Länge eine enorme Dehnbarkeit in die Breite, welche es ermöglicht, dass der kindliche Kopf die Vagina passiert. Aber deine Vagina kann noch mehr: Sie ist eine ziemlich gute Türsteherin. Das Abwehrsystem der Vaginalflora schützt dich vor ungebetenen Gästen, wie Viren, Bakterien und anderen Keimen, die zu aufsteigenden Infektionen führen können. Wie das genau funktioniert, erfährst du ab Seite 158.

10 Was sollte ich über meine Gebärmutter wissen?

Die Gebärmutter (griechisch *Hysteria*) ist ein aus Muskulatur bestehendes Organ, das in etwa aussieht wie eine Papaya. Wir unterscheiden den Gebärmutterkörper vom Gebärmutterhals, den wir bereits kennengelernt haben. Insgesamt hat sie eine Größe von etwa zehn Zentimetern, wovon zwei bis drei Zentimeter in die Vagina ragen. Der Gebärmutterhals hat in seiner Mitte, dem Muttermund, eine kleine Öffnung, die wie durch einen Stöpsel mit Schleim verschlossen ist. Anders als von vielen vermutet können Tampons oder Kondome daher nicht in die Gebärmutter oder gar den Bauchraum gelangen oder dort verloren gehen. Bei den meisten Frauen liegt die Gebärmutter nach vorne geneigt im Becken, oberhalb der Harnblase. Auch eine nach hinten, zum Darm geneigte Gebärmutter kommt bei zehn Prozent der Frauen vor und ist ganz normal. Wie deine Gebärmutter im Becken positioniert ist, wird von ihrem Halteapparat bestimmt. Auf beiden Seiten spannen sich kräftige Bänder zum Becken, um das Organ in Position zu halten. Die alten Ägypter gingen davon aus, dass die Gebärmutter kinderloser Frauen in deren Körpern umherwandert. Ihrem Auftrag des Gebärens folgend, auf der Suche nach Spermien, konnte sie sich so im Gehirn niederlassen und dort Krankheiten wie die Hysterie erzeugen; daher stammt ihr griechischer Name.

Damit die Gebärmutter an Ort und Stelle bleibt, wird sie zusätzlich von deiner Beckenbodenmuskulatur gestützt. Diese Muskulatur lässt sich trainieren und kann verhindern, dass sich die Gebärmutter im Alter senkt und zu Beschwerden wie Blasenschwäche oder Verstopfung führt. Wie das genau funktioniert, erfährst du auf Seite 35.

Im Inneren der Gebärmutter befindet sich genau wie in der Papaya ein Hohlraum, der als Gästezimmer für die Einnistung eines Embryos bereitgehalten wird. Dieses Gästezimmer ist mit einer flauschigen Schleimhautschicht ausgekleidet, dem sogenannten *Endometrium*. Das *Endometrium* wird, gesteuert durch unsere Geschlechtshormone, jeden Monat neu auf-

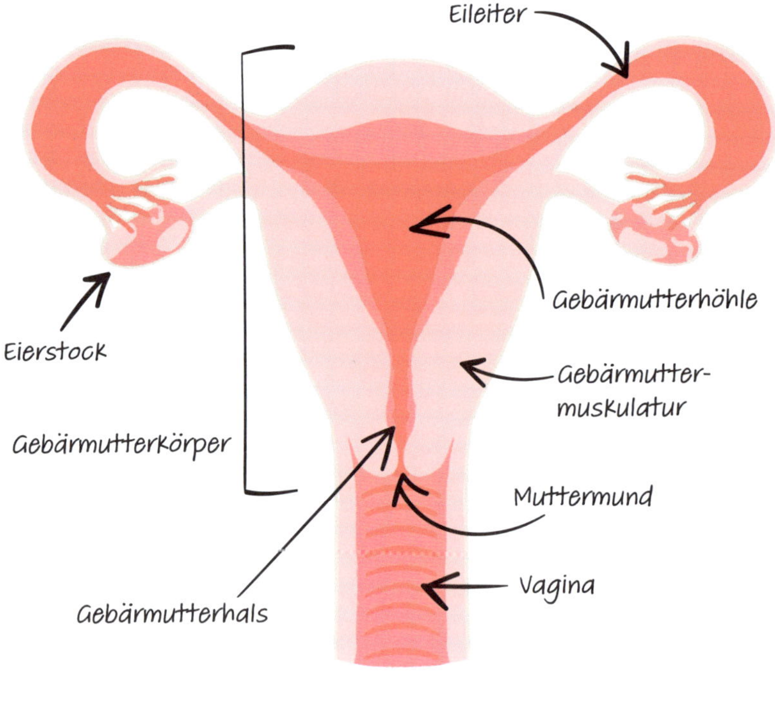

Zu den inneren weiblichen Geschlechtsorganen gehören die Vagina, die Gebärmutter mit Gebärmutterhals und Gebärmutterkörper sowie Eileiter und Eierstöcke.

und, falls kein Embryo vorbeikommt, auch direkt wieder abgeba hält viele wichtige Nährstoffe und Vitamine, sodass es dem Embryo bis zur Ausbildung des Mutterkuchens als einzige Nahrungsquelle dient.

Die die Gebärmutterhöhle umgebende Muskulatur ist eine der kräftigsten in unserem Körper. Schließlich muss sie nicht nur in der Lage sein, das Baby bei der Geburt auf die Welt zu befördern, sondern auch jeden Monat aufs Neue das nicht mehr benötigte *Endometrium* als Monatsblutung abzutransportieren, um das Gästezimmer wieder frisch herzurichten.

11 Kann man ohne Gebärmutter gut leben?

Wenn man sich die Zahlen der Gebärmutterentfernungen *(Hysterektomien)* in Deutschland anschaut, lässt sich vermuten: Sobald der Kinderwunsch abgeschlossen ist, scheint die Gebärmutter ein überflüssiges Organ zu sein. Der Eingriff ist einer der häufigsten in der Frauenheilkunde. Dabei handelt es sich fast immer um Entfernungen aufgrund gutartiger Veränderungen wie *Myome,* übermäßig starker Blutungen oder Gebärmuttersenkungen. Ähnlich wie bei Blinddarm oder Mandeln scheint die Entfernung der Gebärmutter folgenlos zu sein. Ist das wirklich so? Da die Produktion unserer weiblichen Geschlechtshormone vollständig in unseren Eierstöcken *(Ovarien)* stattfindet, glaubte man lange Zeit, dass eine Entfernung der Gebärmutter keinen Einfluss auf den Hormonhaushalt hat. Das stimmt nicht ganz, denn bei der Hysterektomie werden auch Blutgefäße gekappt, die neben der Gebärmutter die Eierstöcke mit Sauerstoff versorgen. Dies hat zur Folge, dass Betroffene etwa ein bis zwei Jahre früher in die Wechseljahre kommen.

Die Entfernung der Gebärmutter hat noch weitere Auswirkungen: Durch ihre Verankerung in der Beckenbodenmuskulatur verleiht sie dem Beckenboden Stabilität. Eine komplette Entfernung kann demnach zu einer Instabilität führen. Es gibt aber die Möglichkeit, nur den Gebärmutterkörper zu entfernen. Bleibt der Gebärmutterhals in seiner Verankerung, kann das negative Folgen für den Beckenboden verhindern.

Welche Auswirkungen eine Entfernung der Gebärmutter auf die Sexualität hat, ist nicht vollständig geklärt. Die Studienlage zu dem Thema ist dünn, was angesichts der Gender-Gap in der medizinischen Forschung nicht weiter verwunderlich ist. Man kann lediglich sagen, dass in den bisherigen Untersuchungen keine Veränderung des sexuellen Verlangens festgestellt wurde. Eine Verbesserung der Sexualität aufgrund der Besserung der Beschwerden, wie Schmerzen oder einer starken Blutung, wird vermutet.[5] Wir wissen außerdem, dass die Operation unterm Strich eine bessere Lebensqualität bewirkt.[6]

Falls die Gebärmutter schwere Beschwerden verursacht, gibt es also wenig, was nach abgeschlossenem Kinderwunsch gegen ihre Entfernung spricht. Jedoch wird die Gebärmutter selten objektiv als muskuläres Organ betrachtet. Über Jahrtausende wurde das Bild der Gebärmutter als definierend für Weiblichkeit gezeichnet. Obwohl viele der Mythen und religiösen Irrglauben aus heutiger Sicht fast lächerlich erscheinen, hatten sie enormen Einfluss auf unsere heutige Einstellung zu ihr. Der Gebärmutter werden nach wie vor Emotionen wie Mitgefühl oder Sanftmütigkeit zugeordnet und deren Entfernung als vermeintlicher Verlust des »Frauseins« gewertet. Abseits dieses subjektiven Blicks auf das Organ ist eine Sache klar: Die Gebärmutter ist nicht lebensnotwendig.

12 Wie arbeiten die Eileiter?

Am oberen Teil der Gebärmutterhöhle, dem sogenannten *Fundus,* geht links und rechts jeweils ein Eileiter ab, der bis kurz vor den Eierstock reicht. Diese beiden biegsamen Schläuchlein haben den Job, die Eizelle in die Gebärmutter zu transportieren. An ihren zu den Eierstöcken gewendeten Enden sehen sie aus wie kleine Seeanemonen mit zahlreichen Tentakeln, die *Fimbrien* genannt werden. Diese sind sehr flexibel und bewegen sich am Tag des Eisprungs in die Nähe der Stelle, an der das Ei aus seiner Hülle springt. Einmal im Eileiter gelandet, rollt die Eizelle getragen von Tausenden kleinen Flimmerhärchen Richtung Gebärmutter. Findet in den Tagen vor dem Eisprung oder kurz danach Geschlechtsverkehr statt, schwimmen die Spermien aus der anderen Richtung kommend, »gegen den Strom« der Flimmerhärchen, ebenfalls in den Eileiter. Dort findet dann der Match von Ei- und Samenzelle – die Befruchtung – statt. Nach der Befruchtung ist voller Einsatz gefragt: Die Flimmerhärchen geben alles, um die befruchtete Eizelle in die Gebärmutter zu transportieren, wo sie sich in das flauschige *Endometrium* einnisten kann. Trotzdem dauert diese Reise durch die zehn bis fünfzehn Zentimeter langen Eileiter etwa fünf Tage. Sind keine Spermien vorhanden, löst sich die Eizelle in der Gebärmutter einfach auf oder wird mit der nächsten Periodenblutung nach draußen gespült.

13 Was ist eine Eileiterschwangerschaft?

Eileiterschwangerschaft wird die fehlerhafte Einnistung einer befruchteten Eizelle in die Eileiter genannt. Das bedeutet: Die Flimmerhärchen schaffen es nach der Befruchtung nicht, die Eizelle an ihren Bestimmungsort in die Gebärmutterhöhle zu transportieren. Das kann daran liegen, dass in den Eileitern durch vorausgegangene Operationen, Infektionen oder andere Entzündungen Verklebungen entstanden sind, die wie ein Spinnennetz die Passage der befruchteten Eizelle behindern. Biologisch ist die Eizelle jedoch so konzipiert, dass sie sich einnisten will. Dabei kann sie nicht zwischen Eileiter und Gebärmutter unterscheiden. So entwickelt sich die befruchtete Eizelle auch im Eileiter weiter, nistet sich dort ein und wächst, bis es in dem dünnen Schläuchlein zu eng wird. Das kann so weit gehen, dass im Eileiter ein kleiner Embryo entsteht. Bemerkbar macht sich eine Eileiterschwangerschaft durch die ausbleibende Periode in Kombination mit einseitigen Unterbauchschmerzen. Die Schmerzen sind Folge der enormen Dehnung des Eileiters und der Reizung des Bauchraums durch die dabei häufig entstehende Blutung. Wird eine Eileiterschwangerschaft festgestellt, muss sie aufgrund des Risikos einer starken inneren Blutung durch eine Operation oder Medikamente entfernt werden. Der betroffene Eileiter kann dabei fast immer erhalten bleiben.

Man kann auch mit nur einem Eileiter schwanger werden

Manchmal gibt es Gründe, aus denen einer der beiden Eileiter entfernt werden muss. Das kann neben einer Eileiterschwangerschaft auch bei Infektionen oder Verwachsungen des Eileiters im Bauchraum nötig werden. Deine Eileiter sind allerdings so flexibel, dass sie mit ihren Tentakeln auch das Ei der gegenüberliegenden Seite auffangen können. Wird ein Eileiter entfernt, sinkt die Chance schwanger zu werden daher nicht auf 50 Prozent, sondern liegt deutlich darüber. Fehlen beide Eileiter oder wurden sie im Rahmen einer Sterilisation durchtrennt, gibt es für die Eizelle keine Chance mehr, in die Gebärmutter zu gelangen. Eine natürliche Schwangerschaft ist dann ausgeschlossen.

14 Welche Funktion haben meine Eierstöcke?

Deine Eierstöcke liegen rechts und links neben dem oberen Teil des Gebärmutterkörpers und sind durch ein Band mit diesem verbunden. Sie sehen aus wie ovale Golfbälle und nehmen eine Schlüsselrolle in der Sexualfunktion ein: Sie beherbergen und entwickeln die Eizellen. Im Gegensatz zum Mann, der bis zum Tod fleißig Spermien produziert, stellt dein Körper nach der Geburt die Produktion der Eizellen ein. Frisch aus der Gebärmutter geschlüpft, stehen uns ganze zwei Millionen Eizellen zur Verfügung. Diese Zellen sind noch nicht so weit ausgereift, dass sie befruchtet werden könnten, sondern frühe Vorstufen einer reifen Eizelle – wie kleine Kaulquappen, die sich noch entwickeln müssen. Bereits zu Beginn der Pubertät sind über die Hälfte dieser Eizellen untergegangen. Startet dann die Produktion der Sexualhormone, ist das für unsere Eizellen wie ein Weckruf aus dem Winterschlaf. Während jedes Zyklus wächst eine kleine Gruppe Eizellen heran. Ähnlich wie bei den Spermien beginnt nun ein Wettkampf, den nur eine gewinnen kann – der *dominante Graaf-Follikel*. Nur diese Eizelle reift vollständig aus und kann den Eierstock verlassen; alle anderen erhalten nur die Teilnehmerurkunde und gehen unter. Auf diese Weise schaffen es während unseres Lebens lediglich circa 400 Eizellen in den Eileiter und haben dort die Chance, befruchtet zu werden. Jedes dieser Eier lässt beim Verlassen des Eierstocks seine Hülle zurück. Mit der Zeit entstehen dadurch viele kleine Krater auf der Oberfläche des Eierstocks, was zur Golfballoptik führt. Neben Eizellen produzieren die Eierstöcke unsere Sexualhormone, die wir uns ab Seite 134 genauer ansehen werden.

BECKENBODEN – DIE HÄNGEMATTE UNSERER UNTERBAUCHORGANE

Im Becken liegen viele wichtige Organe. Die Blase, die Gebärmutter und der Enddarm teilen sich diesen Raum deines Körpers. Der Beckenknochen, durch den er begrenzt wird, ist ein ovaler Ring, der eine Schwachstelle hat: Er ist nach unten geöffnet. Erst, als wir vor etwa 5 Millionen Jahren begonnen haben, einen aufrechten Gang zu entwickeln, wurde das zum Problem. Um zu verhindern, dass die Beckenorgane nach unten, der Schwerkraft folgend, durch diese Öffnung Richtung Boden fallen, gibt es den Beckenboden. Vielen begegnet er erst beim Thema Schwangerschaft, doch er ist sowohl für Frauen als auch für Männer wichtig, denn er nimmt Einfluss auf eine gesunde Körperhaltung und schützt die inneren Organe. Außerdem beugt ein fitter Beckenboden Inkontinenz und anderen Beschwerden vor und verhilft uns Frauen zudem zu einer erfüllteren Sexualität; daher solltest du ihn am besten nicht zu sehr belasten und zusätzlich trainieren.

15 Was ist der Beckenboden und wo befindet er sich eigentlich?

Der Beckenboden ist nichts anderes als eine Muskelplatte, die sich von unserem Schambein bis zu unserem Steißbein erstreckt und sich dadurch wie eine Hängematte im Becken aufspannt. Diese Hängematte besteht aus drei Schichten:

- Die Beckenschicht besteht aus einem kräftigen Hauptmuskel, der das sogenannte *Levator-Tor* bildet, eine dreieckige Öffnung zum Durchtritt von Harnröhre, Vagina und Enddarm durch den Beckenboden.
- Die Harn- und Geschlechtsorganschicht besteht aus einem tiefen und einem oberflächlichen Muskel, die dafür sorgen, dass der Beckenboden Stabilität gewinnt. Wie geht das? Ihre Fasern verlaufen von links nach rechts und nicht wie bei den anderen Schichten vom Bauch in Richtung Rücken.
- Die drei Muskeln der Schließmuskelschicht legen sich wie eine Acht um die Ausgänge unserer Beckenorgane. Harnleiter und After können so verschlossen werden.

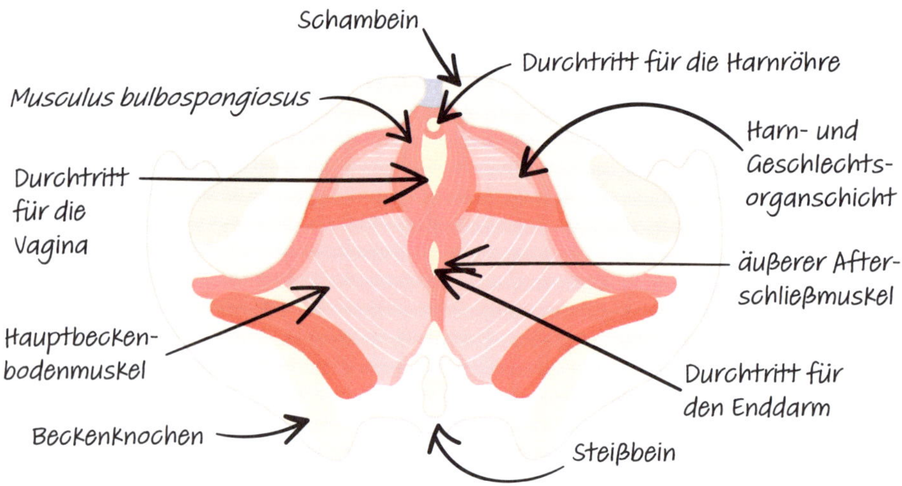

Der Beckenboden, hier ein Blick von unten (der Bauch ist oben), besteht aus verschiedenen Muskelschichten und lässt sich gezielt trainieren.

16 Wie kann der Beckenboden andere Körperfunktionen beeinflussen?

Mit dem Wissen, wie unser Beckenboden aufgebaut ist, können wir seine Funktionen ganz einfach verstehen. Da wäre zunächst sein wichtiger Effekt auf die Kontinenz, also unsere Fähigkeit selbst zu entscheiden, wann und an welchem Ort wir Blase oder Darm entleeren. Die Schließmuskelschicht verhindert durch Anspannung, dass Urin oder Stuhlgang sich den Weg nach draußen bahnen, während wir noch in der nie enden wollenden Schlange vor der Damentoilette stehen. Bei steigendem Druck im Bauch, beispielsweise wenn wir niesen oder husten, erfolgt diese Anspannung der Muskulatur blitzschnell, wie ein Reflex. Wenn wir dann endlich an der Reihe sind und die Kabinentür hinter uns geschlossen haben, hat der Beckenboden seinen nächsten Auftritt: Erst seine Entspannung ermöglicht, dass wir Stuhlgang haben oder Wasser lassen.

Aber der Beckenboden kann viel mehr. Wissenschaftler konnten herausfinden, dass die Stärke der Beckenbodenmuskulatur in direkter Beziehung mit unserer Erregungs- und Orgasmusfähigkeit steht.[7] Je kräftiger der Beckenboden ist, desto eher verspüren wir sexuelle Befriedigung. Wie ist das zu erklären? Der *Musculus bulbospongiosus,* der ein bisschen klingt wie aus einem Zauberspruch, bildet einen Teil der Schließmuskelschicht und umkringelt die Vagina wie ein Serviettenring. Je kräftiger er ist, desto intensiver wird Penetration erlebt, da durch den eingeführten Penis, Finger oder Dildo mehr Reibung entsteht. Die Nervenendungen in der Vagina, aber insbesondere die der direkt benachbarten Klitoris, senden an unser Gehirn das Signal: »Das macht Lust, bitte mehr davon«. Der *Musculus bulbospongiosus* hat noch einen anderen, fast schon magischen Effekt: Er zieht sich während des Orgasmus rhythmisch zusammen. Wir Frauen nehmen dieses Zucken als wohlige Lustwellen wahr, die unseren Höhepunkt zu dem machen, was er ist. Dein Beckenboden kann beim Sex aber auch im Weg stehen: Negative Gefühle wie Scham oder Angst führen dazu, dass er sich nicht entspannt. Kommt es trotz Anspannung zu einem Penetrationsversuch, ist das sehr unangenehm. Wie dieser Mechanismus dauerhaft zu Schmerzen beim Sex führt, erfährst du auf Seite 183.

17 Wie fit ist mein Beckenboden?

Wie fit dein Beckenboden ist, hängt hauptsächlich von drei Kriterien ab:

- **Deiner genetischen Veranlagung:** Dein Beckenboden bringt, unabhängig vom Lebensstil, schon von Grund auf eine Fitness mit, die entscheidet, wie belastbar deine Muskulatur ist. Diese Grundfitness wird durch die Gene weitergegeben und ist nicht beeinflussbar. Wenn deine Mutter mit einem schwachen Beckenboden zu kämpfen hatte, wirst du es wahrscheinlich auch irgendwann.
- **Deinem Alter:** Genau wie die Haut und andere Gewebe in deinem Körper altert auch der Beckenboden. Mit jedem Tag werden die Muskelzellen weniger und das umgebende Bindegewebe schlaffer.
- **Der Anzahl deiner Schwangerschaften und der Geburtsmodus:** Je mehr Schwangerschaften du mitmachst, desto höher ist das Risiko für eine Beckenbodenschwäche. Durch das enorme zusätzliche Gewicht der wachsenden Gebärmutter, des Fruchtwassers und des Babys wird die Muskulatur stark belastet. Eine natürliche Geburt schwächt beim Hindurchtreten des kindlichen Kopfs zusätzlich.

Die Folgen eines schwachen Beckenbodens können schwerwiegend sein: Inkontinenz von Urin oder Stuhl sowie ein Absinken der im Becken liegenden Organe. Im schlimmsten Fall rutscht die Gebärmutter durch die Vagina nach außen *(Prolaps).* Absenken können sich auch Blase oder Darm. Jede vierte Frau erleidet eine oder mehrere dieser Erkrankungen im Lauf ihres Lebens.[8]

Du kannst ganz einfach selbst testen, wie stark dein Beckenboden ist. Lege dazu einen Finger in deinen Vaginaleingang und versuche, ihn ganz fest zu umschließen. Im Idealfall kannst du den um die Vagina zusammengezogenen Beckenboden (wir erinnern uns an den Serviettenring) gut spüren – auch dann noch, wenn du versuchst, deinen Finger wieder herauszuziehen. Spürst du hingegen trotz Anspannung keine Veränderung, ist das Ausdruck einer eher schwachen Muskulatur.

Wie du deinen Beckenboden fit hältst

Der Beckenboden ist eine dieser Körperregionen, um die man sich erst kümmert, wenn sie nicht mehr so gut funktioniert wie gewohnt. Das muss sich dringend ändern, denn ein fitter Beckenboden kann dich vor einer Inkontinenz schützen und dir zu einem erfüllteren Sexualleben verhelfen. Noch dazu gibt es sehr viele Möglichkeiten, deinem Beckenboden etwas Gutes zu tun. Die Gesundheit deines Beckenbodens beruht dabei auf zwei Grundregeln: Stärke seine Muskulatur und belaste ihn mit möglichst wenig Druck.

Um deine Beckenbodenmuskulatur zu stärken, kann sie wie der Bizeps oder die Bauchmuskulatur einfach trainiert werden.

- Die einfachste Übung ist die Brücke. Dabei legst du dich auf den Rücken, die Beine angewinkelt, die Fußsohlen auf dem Boden und drückst dein Becken in Richtung Decke, während deine Schultern am Boden bleiben. Halten, halten, halten und wieder ablassen und den Beckenboden entspannen. Zwischendurch atmen nicht vergessen.
- Mithilfe sogenannter Liebeskugeln lässt sich das Beckenbodentraining easy in deinen Alltag integrieren. Spätestens seit dem Film *Fifty Shades of Grey* sind sie zumindest allen, die den Film gesehen haben, bekannt. Liebeskugeln sind kleine runde, mit Silikon überzogene Gewichte. Es gibt sie einzeln, als Zweier- oder Dreierkette mit einem Gewicht zwischen 20 und 120 Gramm. Wichtig ist, dass sie mit Rückholbändchen ausgestattet sind. Die Kugeln werden ähnlich wie ein Tampon vaginal eingeführt. Einmal drin, können sie uns bei allen Tätigkeiten begleiten: im Büro genauso wie während des Tanzkurses. Wie wird dabei der Beckenboden trainiert? Damit die Kugeln nicht direkt nach dem Einführen wieder aus der Vagina plumpsen, spannt sich die Beckenbodenmuskultur automatisch an. Eine zu exzessive Anwendung erschwert mit der Zeit die Entspannung deiner Muskulatur. Hier gilt daher nicht »viel hilft viel«.
- Für eine bewusstere Form des Beckenbodentrainings gibt es Trainingsgeräte, mit deren Hilfe du deine Muskulatur spielend stärken kannst. Sie sind geformt wie kleine Dildos. Vaginal eingeführt,

zockst du mit deinem Beckenboden in der zugehörigen App. Mit der Intensität der Muskelanspannung steuerst du, wie hoch die Spielfigur hüpft oder fliegt, und dabei funkelnde Glitzersteine einsammelt.

Egal welche Form des Beckenbodentrainings du wählst, entscheidend ist die Regelmäßigkeit. Zwei- bis dreimal in der Woche für mindestens 15 Minuten ist optimal. Eine Erinnerung in deinem Handy kann dir helfen, diese Zeiten einzuhalten.

Auch wenn du deine Muskulatur gut trainierst, ist eine Beckenbodenschwäche nie ausgeschlossen. Vermeide daher starke Belastung. Besonders Übergewicht (und damit hat jede zweite von uns zu kämpfen) lässt den Beckenboden ächzen. Für einen gesunden Beckenboden solltest du eine Gewichtsnormalisierung anstreben. Schon wenige Kilos haben dabei einen enormen Effekt auf deine Beckenbodenstabilität. Zu viel Druck von »oben« erfährt der Beckenboden auch bei anhaltender Verstopfung. Presst du beim Toilettengang zu stark, um den festen Stuhl loszuwerden, belastet das deinen Beckenboden immens. Hier kannst du einfach Abhilfe schaffen, indem du deinen Stuhl durch die richtige Ernährung geschmeidig hältst. Dabei kommt es auf Ballaststoffe an: Weizenkleie, Flohsamen und Vollkornprodukte helfen, den Stuhl weich zu halten. Wichtig ist außerdem eine ausreichende Trinkmenge: vorzugsweise zwei Liter Wasser pro Tag. Und: Bewegung, Bewegung, Bewegung – denn sie hilft deinem Darm bei der Verdauung und hält ihn in Schwung.

EINE MAMMA KOMMT SELTEN ALLEIN

Die Brust (lateinisch *mamma*) ist die größte Drüse unseres Körpers und dient der Versorgung des Säuglings mit Milch. Aber sie ist auch Geschlechtsmerkmal, steht für Weiblichkeit und Fruchtbarkeit. Bei einigen spielt sie als erogene Zone in der Sexualität eine entscheidende Rolle. Wir sorgen uns daher viel um ihr Aussehen und zu wenig um ihre Gesundheit; dabei ist die Brust Entstehungsort für die häufigste Krebsart bei uns Frauen. Wie du sie richtig umsorgst, erfährst du hier!

18 Wieso haben Brüste so viele unterschiedliche Formen?

Egal ob kleine spitze Brüste, tropfenförmig, rund und voluminös oder athletische Brustform – im Inneren ist jede weibliche Brust (lateinisch *Mamma*) gleich aufgebaut. Deine Brust besteht aus Drüsen- und dem sogenannten Stützgewebe. Das Drüsengewebe setzt sich aus 15 bis 20 sogenannten Drüsenlappen zusammen. Jeder dieser Drüsenlappen ist wiederum aus vielen kleinen Drüsenläppchen aufgebaut, die um deine Brustwarze (lateinisch *Mamille*) wie die Blütenblätter einer Butterblume um ihren Stempel liegen. Werden die Drüsenläppchen durch Schwangerschaftshormone aktiviert, gehen sie ihrer eigentlichen Bestimmung nach und produzieren Milch, um das Baby zu ernähren und durch die enthaltenen Abwehrstoffe vor Infektionen zu schützen. Saugt das Baby an der Brust, wird die Milch über Hunderte klitzekleine Milchgänge transportiert, die sich auf ihrem Weg zur Brustwarze treffen und zu großen Gängen vereinigen. Das kannst du dir vorstellen wie ein Flussdelta, nur eben mit umgekehrter Fließrichtung. Alle Drüsenlappen sind in Fett- und Bindegewebe eingebettet, die gemeinsam das Stützgewebe bilden, welches deiner Brust seine individuelle Form, Größe und Elastizität verleiht. Wie hoch der Fettanteil deiner Brüste ist und welche Körbchengröße du hast, ist genetisch festgelegt. Du bist mit dem Ergebnis unzufrieden? Damit bist du nicht allein. Viele Frauen empfinden ihre Brüste als zu klein. Auch ich habe früher BHs ausgestopft und meine Brüste nach oben getapet. Obwohl kleine Brüste in aller Regel keine körperlichen Beschwerden verursachen, können sie seelisch belasten. Eine sehr große Brust hingegen ist oft im alltäglichen Leben »im Weg«: Beim Sport, beim Shoppen oder in der Sexualität kann sie als sehr störend wahrgenommen werden. Wenn die Brüste sehr schwer sind, kann das zu Haltungsschäden und Rückenschmerzen führen. In so einem Fall solltest du mit deiner Frauenärztin oder deinem Frauenarzt in Kontakt treten. Ansonsten gilt für Brüste, genau wie für Vulven:

1. Symmetrie ist selten! Meist ist eine Seite größer als die andere und das ist ganz normal.

2. Auch wenn keiner darüber spricht: Haare auf der Brust, vor allem um den Warzenhof, hat jede Frau.
3. Ob groß, klein, rund, spitz, schlaff oder straff: Alle Brüste sind schön!

Das Aussehen deiner Brust verändert sich während des Zyklus und wird von den Geschlechtshormonen beeinflusst. Nach dem Eisprung vergrößern sich die Drüsenläppchen hormonabhängig, das Bindegewebe lagert Flüssigkeit ein, die Brust wird dadurch größer, fester und kann spannen. Das geschieht zur Vorbereitung auf das Stillen. Stellen, die sich fester oder etwas knotig anfühlen, kommen dann vermehrt vor. Setzt die Periode ein, gehen diese Veränderungen wieder zurück. Deine Brust verändert sich auch unabhängig vom Zyklus während deines gesamten Lebens. Am eindrücklichsten findet das während Schwangerschaft und Stillzeit statt. Dann sind die Brüste im hormonellen Ausnahmezustand, sie schwellen zum Zeitpunkt des Milcheinschusses teilweise auf das Doppelte ihres Ursprungsvolumens an. Und nach dem Abstillen kommen sie dann erst einmal weich und etwas schlaff daher. Es dauert zwei bis drei Jahre, bis sich die Brust ihrem Ursprungsvolumen wieder angenähert hat. Auch wenn du keine Kinder bekommst, wirst du Veränderungen deiner Brüste erleben. Der Fettanteil der Brust passt sich nämlich deinem Körpergewicht an. Das Fettgewebe um die Brustdrüse schmilzt bei jedem Gewichtsverlust, genau wie am Bauch oder Po. Hast du dagegen ein paar Kilos zugelegt, werden auch die Fettpölsterchen in der Brust mehr. Unabhängig davon werden die Brüste mit zunehmendem Alter größer – und damit ist nicht die Pubertät gemeint. Nachdem die Eierstöcke ihre Arbeit niedergelegt haben und in die Rente eingetreten sind, wird durch die neue Hormonsituation das Brustwachstum angeregt. Und auch wenn du es am liebsten verhindern würdest: Deine Brust folgt über die Jahre der Schwerkraft. Mit der Zeit werden alle Brüste zu Hängebrüsten.

Wie beschrieben, gibt es sehr viele Einflüsse auf das Aussehen deiner Brüste. Aber über die Erhebung in der Mitte der Brust, die Brustwarze, haben wir noch gar nicht gesprochen. Umgeben wird dieser kleine Lust-Außenposten, der auf deinem Busen thront, von einem Hof, in den kleine Talg- und Schweißdrüsen münden. Die Ausführungsgänge dieser *Mont-*

gomery-Drüsen sehen aus wie Gänsehaut im Warzenhof. Die Vielfalt an unterschiedlich aussehenden Brustwarzen ist ähnlich groß wie die der Brust selbst. Die Farbe der Mamille kann von schwachem rosa bis dunkelbraun reichen. Auch Größe und Form des Vorhofs sind bei keiner Frau gleich – während manche klein und kaum erkennbar sind, können andere Handtellergröße annehmen.

So findest du den passenden BH

Mit dem Brustwachstum kommen oft ungefragte Ratschläge: »Um einer Hängebrust vorzubeugen, musst du früh anfangen, einen BH zu tragen«, »Nur wenn du keinen BH trägst, bleibt dein Busen straff« oder »Wenn du nachts einen BH trägst, kann deine Brust nicht atmen«. Fakt ist: BHs müssen nicht für irgendeinen bestimmten Zweck getragen werden. Frauen mit großen Brüsten empfinden einen BH, der das Gewicht abstützt, aber oft als bequem. Rücken- und Nackenschmerzen kann so vorgebeugt werden. Wenn du aber lieber ohne BH unterwegs bist, go for it. Das kann ein sehr befreiendes Gefühl sein. Egal ob mit BH oder ohne – nur du musst dich damit wohlfühlen!

Wenn du dich für einen BH entscheidest, sollte dieser allerdings optimal sitzen. Drei Viertel aller Frauen tragen die falsche BH-Größe. Das liegt unter anderem daran, dass sich die Brust, wie wir gelernt haben, ständig verändert. Einmal 80C heißt deshalb nicht für immer 80C. Um den passenden BH zu finden, kannst du deine Brust in zwei Schritten selbst ausmessen:

- **Unterbrustweite:** Lege das Maßband unmittelbar unter dem Brustansatz um den Oberkörper. Die gemessenen Zentimeter entsprechen der angegebenen Weite des BHs (70, 75, 80 Zentimeter und so weiter). Du kannst ohne Weiteres zur nächsten Größe auf- oder abrunden. Der Unterschied wird durch die verstellbare Verschlussschnalle ausgeglichen.
- **Oberbrustweite:** Das ist nichts anderes als dein Brustumfang. Lege das Maßband auf Höhe deiner Brustwarzen um den Brustkorb. Um die passende Körbchengröße zu ermitteln, ziehst du einfach die Unterbrust- von der Oberbrustweite ab. Ein Unterschied

Mythos

EINEN BH ZU TRAGEN, ERHÖHT DEIN BRUSTKREBSRISIKO

In den Laienmedien taucht immer wieder die Behauptung auf, das Tragen von Bügel-BHs könnte das Brustkrebsrisiko erhöhen. Glaubwürdige wissenschaftliche Studien zu diesem Thema fehlten lange Zeit. 2014 wurde dieser Zusammenhang in den USA erstmals in einer großen Gruppe Frauen untersucht. Das Ergebnis dieser Studie war, dass das Tragen eines BHs das Risiko, an den zwei häufigsten Brustkrebsarten zu erkranken, nicht erhöht.[9]

von 12 bis 14 Zentimetern entspricht einem A-Körbchen, 14 bis 16 Zentimeter einem B-Körbchen, 16 bis 18 Zentimeter einem C-Körbchen und so weiter.

Du hast keine Lust, das Maßband selbst anzulegen? Dann besuche ein Wäsche-Fachgeschäft. Dort arbeiten kompetente Mitarbeiterinnen, die in der Umkleidekabine diskret Maß nehmen.

Egal, wer deinen Busen vermessen hat, gilt: Kaufe niemals ohne Anprobe einen BH. Denn je nach Hersteller fallen die Größen genau wie bei einer Jeans unterschiedlich aus. Achte darauf, dass der BH stramm sitzt, nicht einschneidet und das Körbchen die Brust komplett umschließt.

19 Sollte mir ein Knoten in der Brust Sorgen machen?

Vorab schon einmal Entwarnung: Die allermeisten Knoten und Knubbel in der Brust sind harmlos.

Der häufigste gutartige Brusttumor ist ein Mischtumor – das *Fibroadenom*. Das klingt erst einmal, als würde man den unter keinen Umständen haben wollen; beschreibt aber nur, dass der Tumor aus zwei Geweben besteht, und zwar drüsigem und bindegewebigen Anteilen. Jede zehnte Frau bekommt im Lauf ihres Lebens ein *Fibroadenom*. Bemerkt werden die einen bis drei Zentimeter großen Knoten eher zufällig, da sie in der Regel keine Beschwerden verursachen. Ein *Fibroadenom* tritt selten allein auf und versammelt gerne andere seiner Art um sich. Unabhängig davon, wie viele Fibroadenome in einer Brust wachsen, liegen sie wie perlmuttfarbene Muscheln im Sand vergraben. Auf Muschelsuche gehen Ärztinnen und Ärzte mithilfe des Brustultraschalls; dabei präsentiert sich das Fibroadenom sehr charakteristisch, nämlich oval und scharf begrenzt. Wenn Fibroadenome nicht wachsen, werden sie einfach regelmäßig beim Frauenarzt im Ultraschall kontrolliert. Selten werden die Tumore bis zu acht Zentimeter groß und führen dann zu Beschwerden. In solchen Fällen werden sie in einer kurzen Operation entfernt. Die meisten Fibroadenome bilden sich jedoch von ganz allein zurück oder bleiben klein und unbemerkt.

Neben Fibroadenomen kommen häufig Zysten in der Brust vor. Das sind kleine, mit Flüssigkeit gefüllte Kapseln in den Drüsenläppchen. Sie entstehen als Folge eines verschlossenen Drüsengangs. Auch außerhalb der Schwangerschaft bilden unsere Brustdrüsen Flüssigkeit, die dann nicht abtransportiert werden kann und in eine Zyste eingelagert wird. Je mehr Flüssigkeit sich in der Zyste sammelt, desto eher spannt sie und verursacht Schmerzen. Ist eine Zyste aufgetaucht, ist das zunächst kein Grund zur Sorge. Kleine Zysten bilden sich genau wie Fibroadenome häufig von allein zurück und verschwinden so schnell, wie sie gekommen sind. Im nächsten Zyklus ploppt dann oft irgendwo anders in der Brust wieder eine Zyste auf. Bei diesen kleinen, unauffälligen Zysten bedarf es keiner Therapie. Größer werdende Zysten, die Beschwerden machen, werden durch eine Punktion behandelt. Unter Ultraschallkontrolle wird von außen eine dünne Nadel in die Zyste gepikst und die enthaltene Flüssigkeit abgezogen – natürlich nachdem die Haut betäubt wurde.

20 Meine Brüste schmerzen, was kann dahinterstecken?

Berührungsempfindlichkeit, Spannen und Schmerzen beider Brüste: Diese Beschwerden treten gern jeden Monat aufs Neue auf – pünktlich kurz vor der

Menstruation. In der Medizin spricht man von *Mastodynie.* Ab dem 30. Lebensjahr kommt sie bei jeder zweiten Frau vor, selten früher. Die Schmerzen hängen mit den natürlichen hormonellen Veränderungen während des Zyklus zusammen. Wie bereits erwähnt wurde, sorgen sie für eine vermehrte Wassereinlagerung in die Brust. Die daraus resultierende Volumenzunahme ist nicht bei allen Frauen gleich ausgeprägt, sondern hängt davon ab, wieviel des Hormons Östrogen produziert wird und wie empfindlich die Brust auf das Signal »Bitte aufs Stillen vorbereiten« reagiert. Kommt es zu einer ausgeprägten Volumenzunahme, spannt und schmerzt es mehr. Die Pille oder eine Hormonersatztherapie können die Beschwerden verstärken.

In manchen Fällen ist die *Mastodynie* Ausdruck einer anderen gutartigen Brusterkrankung, der *Mastopathie.* Dabei kommt es durch eine hormonelle Dysbalance zu unerwünschten Veränderungen. Das Brustgewebe vermehrt sich an Stellen, an denen es eigentlich keinen Platz hat zu wachsen. Auf diese Weise entstehen Zysten, die du als verschiebbare, kirschkerngroße Knoten tasten kannst. Sie können über die gesamte Brustdrüse verteilt sein oder nur in bestimmten Arealen auftreten und kommen meistens beidseitig vor. Ist die Knotenbildung besonders stark, sind in einem Ultraschall viele kleine schwarze Löcher in der Brust zu sehen – in dem Fall spricht man von einer Schrotkugelbrust. Auch die Mamille wird durch die Dysbalance beeinflusst und kann klare Flüssigkeit abgeben. Neben einem gutsitzenden Sport-BH kann der Verzicht auf bestimmte Lebensmittel Linderung verschaffen. Dazu gehören – und jetzt wird es fies: Kaffee, Tee und Schokolade, denn sie enthalten sogenannte *Methylxanthine,* die eine Brustschwellung ungünstig beeinflussen.

21 Welche Vorsorge ist für meine Brüste wichtig?

Brustkrebs ist die häufigste bösartige Erkrankung der Frau. Um zu verhindern, dass Frauen, die an Brustkrebs erkranken, auch daran versterben, muss er möglichst früh erkannt werden. Um die heranwachsenden Krebsknötchen zu entdecken, gibt es ein ganzes Netz an Maßnahmen. Welche sind das? Pünktlich zum 50. Geburtstag flattert die erste Einladung zum Mammografie-Screening in den Briefkasten. Dabei wird mithilfe von Röntgenstrahlen eine 2-D-Aufnahme von den Brüsten gemacht. Sie müssen dafür zwischen den Röntgenfilm und eine Platte gelegt werden, wobei leichter Druck aufgebaut wird; das kann etwas unangenehm sein. Die Röntgenstrahlung ist sehr gering, sodass der Nutzen dieser Untersuchung das Risiko überwiegt. Es können neben Krebsknoten auch Vorstufen von Krebs, sogenannter *Mikrokalk,* erkannt werden.

Jede im Mammografie-Screening entdeckte Auffälligkeit muss näher untersucht werden, denn nur durch eine Probe aus dem Gewebe kann sicher gesagt werden, ob die Auffälligkeit wirklich Krebs ist. So kommt es manchmal vor, dass ein in der Mammografie zunächst bösartig erscheinender Befund in der entnommenen Gewebeprobe gutartig ist – eine enorme psychische Belastung. Genau wie bei vielen anderen Untersuchungsmethoden kann es auch passieren, dass ein Tumor übersehen wird. Besteht der Verdacht auf einen Brusttumor, wird die Mammografie daher um einen Ultraschall ergänzt. Junge Frauen haben ein sehr dichtes Brustdrüsengewebe, das die Röntgenstrahlen nicht so gut durchdringen können. Dadurch ist das Brustgewebe dann in der Mammografie schlechter beurteilbar; die Ärztin oder der Arzt kann so nicht sicher erkennen, ob ein Tumor vorhanden ist oder nicht. Der Brustultraschall ist dann als Ergänzung sehr nützlich, ist jedoch keine Routineuntersuchung in der Brustkrebsvorsorge.

Ab dem 30. Lebensjahr wird deine Frauenärztin oder dein Frauenarzt außerdem jährlich eine Tastuntersuchung deiner Brüste durchführen und dich bitten, deine Brust zu Hause selbst abzutasten. Wie du das machst, erklären wir dir gleich.

Sind in deiner Familie mehrere Frauen an Brust- oder Eierstockkrebs erkrankt, kann das an einer genetischen Vorbelastung liegen. Deine Frauenärztin oder dein Frauenarzt muss klären, ob du ein erhöhtes Brustkrebsrisiko hast. In diesem Fall wird eine intensivierte Früherkennung empfohlen.

In der Brustkrebsvorsorge gibt es spannende Neuigkeiten: Aktuell befindet sich eine 3-D-Mammografie, die *Tomosynthese,* in Erprobung. Bei gleicher Erkennungsrate gesunder Frauen scheint sie der klassischen 2-D-Mammografie in der Erkennung von Brusttumoren überlegen.

Empfohlene Brustkrebsvorsorgeuntersuchungen				
	Risiko	**Tastuntersuchung**	**Mammografie**	**Ultraschall**
Standardfrüherkennung	ohne	ab 30 Jahren jährlich + Selbstuntersuchung	zwischen 50 und 69 Jahren alle 2 Jahre	nur bei besonderen Fragestellungen
intensivierte Früherkennung	genetisches Risiko	ab 25 Jahren alle 6 Monate	ab 40 Jahren alle 1–2 Jahre	ab 25 Jahren alle 6 Monate

So tastest du deine Brust richtig ab

Die Selbstuntersuchung der Brust ist so eine Sache – nach jedem Besuch in der gynäkologischen Praxis nimmt man sie sich vor, bekommt sie aber selten im Alltag umgesetzt. Dabei benötigst du dafür mit etwas Übung nicht länger als zwei bis drei Minuten. Am besten suchst du dir einen festen Zeitpunkt im Zyklus, an dem du deine Brust abtastest, idealerweise kurz nach deiner Periode. Dann ist der Östrogenspiegel auf seinem Tiefpunkt, alle Wassereinlagerungen aus der Brust sind verschwunden und die Brust ist schön weich. Veränderungen, wie kleine Knötchen, können in einer weichen Brust viel besser gespürt werden als in einer, die spannt oder sogar schmerzempfindlich ist. Falls du keine Periode hast, weil du die Pille im Langzeitzyklus nimmst oder schon in den Wechseljahren bist, wähle einfach irgendeinen festen Tag im Monat. Selbst wenn du nicht jeden Monat dazu kommst, ist das nicht weiter schlimm. Entscheidend ist, dass du ein Gefühl für deine Brüste bekommst und den Normalzustand kennst, dann fallen auch Veränderungen schneller auf.

Nimm dir einen ruhigen Moment, denn obwohl es schnell geht, ist es angenehmer, in entspannter Atmosphäre abzutasten. Vielleicht bietet es sich nach dem Duschen an. Frisch abgetrocknet und schon in deinen Bademantel geschlüpft oder während dem Eincremen stellst du dich vor den Spiegel und schaust dir deine Brüste erst einmal an: Gibt es irgendwelche Veränderungen? Sind Größe oder Form deiner Brüste anders als gewohnt? Gibt es Vorwölbungen oder ist die Haut irgendwo eingezogen oder verfärbt?

Teile deine Brust dann gedanklich in vier Teile, als hätte jemand ein Kreuz darauf gezeichnet. Hebe nun den Arm der Seite, die du zuerst abtasten möchtest und suche dir ein Viertel aus, in dem du beginnst. Ich starte immer oben außen, in der Nähe der Achselhöhle. Mit den drei mittleren Fingern der anderen Hand streichst du nun in kreisförmigen Bewegungen in Richtung deiner Brustwarze. Das wiederholst du so lange, bis du das gesamte Viertel einmal strahlenförmig abgetastet hast. Dass die Brust dabei, je nachdem wie viel Druck du anwendest, etwas schmerzempfindlich reagiert, ist ganz normal. Auch verschiedene kleine Hubbel oder körnchenartige Gebilde können vorkommen. Das ist erst einmal kein Grund zur Sorge. Es geht primär darum, dass du die Expertin für deine Brüste wirst und bemerkst, wenn etwas anders ist als sonst. So gehst du nun im oder gegen den Uhrzeigersinn vor, bis du wieder da angekommen bist, wo du mit der Untersuchung begonnen hast. Und jetzt folgt das Gleiche auf der anderen Seite. Wenn du eine sehr voluminöse Brust hast, kann es einfacher sein, die beiden unteren Viertel im Liegen abzutasten.

Als krönenden Abschluss nimmst du die Brustwarze zwischen Zeigefinger und Daumen und drückst sie sanft zusammen. So kannst du erkennen, ob Flüssigkeit austritt. Noch ein kurzer Griff in die Achselhöhle, ein Check, ob geschwollene Lymphknoten zu tasten sind, und dann ist es geschafft. Falls dir eine Veränderung auffällt, die dir komisch vorkommt, solltest du das unbedingt mit deiner Frauenärztin oder deinem Frauenarzt besprechen.

Falls du das Abtasten deiner Brust die letzten Jahre etwas vernachlässigt hast, du ja aber eigentlich weißt, wie wichtig Vorsorge ist, dann gilt: Es ist nie zu spät dafür. Am besten du startest damit direkt nach deinem nächsten Frauenarztbesuch, dann hast du die Sicherheit, dass alles in Ordnung ist.

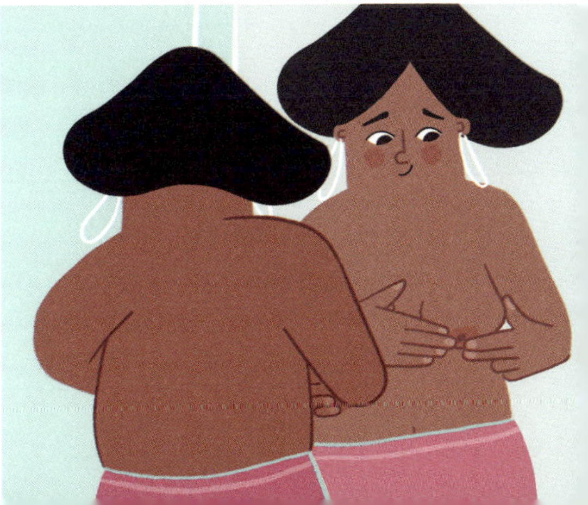

Das Abtasten der eigenen Brust mit den Fingerspitzen kann helfen, eventuelle Veränderungen im Gewebe früh zu erkennen.

2

VAGINALFLORA

EIN SENSIBLES ÖKOSYSTEM

In der Pubertät haben viele von uns ihre Höschen ganz unten im Wäschekorb vergraben. Schließlich sollte keiner die weißen Flecken im Slip sehen. Dass Ausfluss absolut natürlich ist, wussten wir nicht und das schleimige Sekret hat uns verunsichert. Dabei leistet der Ausfluss Unglaubliches. Was er alles kann und wie uns die Bakterienbesiedelung der Vagina gesund hält, schauen wir uns näher an.

AUSFLUSS UND MIKROBIOM – EINE SAURE ANGELEGENHEIT

Das Ökosystem Vagina hat so einiges zu bieten: Neben dem Ausfluss, dem eine wichtige Rolle bei ihrer Reinhaltung zukommt, tummeln sich jede Menge fleißige Bakterien zwischen unseren Beinen. Diese winzigen Lebewesen sind lebensnotwendig und helfen uns, unerwünschte Krankheitserreger fernzuhalten. Das gelingt am besten, wenn das Vaginalmilieu schön sauer ist und nicht durch falsche Intimhygiene gestört wird.

22 Warum ist es gesund, Ausfluss im Höschen zu haben?

Jede Frau hat Ausfluss! Und das sollte kein Tabuthema sein, denn er ist eine grandiose Erfindung unseres Körpers. Zu Beginn der Pubertät, etwa ein Jahr vor der ersten Periode, fließt dieses weißliche Sekret (umgangssprachlich Weißfluss, in der Medizin *Fluor* genannt) das erste Mal aus unserer Vagina. Von da an landet bis zu den Wechseljahren jeden Tag Ausfluss im Höschen. Woher kommt er und woraus besteht er? Der Fluor enthält abgestorbene Schleimhautzellen der Vagina. Genau wie die Haut am gesamten Körper wird auch die oberste Hautschicht in der Vagina immer wieder erneuert – wie ein Peeling, das ganz ohne dein Zutun erfolgt. Die Vaginalschleimhaut sondert außerdem ständig kleine Mengen Flüssigkeit ab, die gemeinsam mit den alten Schleimhautzellen ausgespült wird. Der Großteil des Fluors stammt allerding aus dem Gebärmutterhals. Wie du dich bestimmt erinnerst, ist er in seiner Mitte, dem Eingang in die Gebärmutterhöhle, mit einem Schleimpfropf verschlossen. Er bildet so eine Barriere für Krankheitserreger und Spermien, die hier auf ihrem Weg zu den inneren Geschlechtsorganen gestoppt werden können. Damit er seine Funktion erhält, wird der Schleimpfropf permanent erneuert. Ausgedienter Schleim fließt dann ebenfalls über die Vagina nach außen ab. Ausfluss ist also ein Zeichen dafür, dass die Selbstreinigungsfunktion und die Schutzbarriere deiner Vagina ausgezeichnet funktionieren.

Der Instagram-Wettbewerb #PantyChallenge, bei dem es darum ging, welche Frau am wenigsten Ausfluss im Höschen hat, wollte uns weismachen, dass nicht vorhandener Ausfluss Reinheit symbolisiert. Das Gegenteil ist der Fall! Ausfluss ist absolut natürlich und nichts, für das du dich schämen musst.

Die Ausflussmenge variiert von Frau zu Frau und liegt bei etwa fünf Millilitern am Tag. Das ist so viel, wie auf einen Teelöffel passt. Aber auch etwas verstärkter Ausfluss ist, wenn du ansonsten gesund bist, kein Grund zur Sorge. Die Ausflussmenge verändert sich während des Zyklus; kurz vor dem Eisprung nehmen wir mehr davon wahr – vorausgesetzt du verhütest nicht hormonell. In der Vorbereitung auf eine mögliche Befruchtung wird der Schleim dünnflüssiger. Mit seinem pH-Wert von 7 (genau wie Sperma) erhöht er so die Chance für eine Schwangerschaft. Unsere Zyklushormone bestimmen neben der Menge auch die Konsistenz, die von klebrig, wässrig bis bröselig reicht. Grundsätzlich gilt: Wenn du dich gesund fühlst und dein Ausfluss dir nicht anders erscheint als du es sonst von dir kennst, musst du dir keine Sorgen machen.

23 Woran liegt es, wenn mein Ausfluss komisch riecht?

Um wenig in unserem Intimbereich machen wir uns so viele Gedanken, wie um den Geruch. Dabei ist gewöhnlicher Ausfluss geruchsneutral. Ein leicht säuerlicher Geruch kann vorkommen und ist Ausdruck einer gesunden Vaginalflora (darüber erfährst du ab Seite 52 mehr).

Nimmst du den Geruch deines Ausflusses plötzlich stärker oder als unangenehm wahr, kann das mehrere Ursachen haben. Krankheitserreger, die es sich in der Vagina gemütlich gemacht haben, oder ein Ungleichgewicht der natürlicherweise in der Vagina vorkommenden Bakterien können dahinterstecken. Besonders bei der bakteriellen Vaginose entwickelt sich ein charakteristischer, fischartiger Geruch, der uns Gynäkologinnen und Gynäkologen sogar bei der Diagnosestellung hilft. Manchmal entsteht ein unangenehmer, modriger Intimgeruch, der nicht mehr von allein weggehen will. Es könnte sein, dass ein Tampon, eine Menstruationstasse oder ein Kondom in der Vagina vergessen wurden. Der Ausfluss weist dann noch andere Veränderungen auf, ist sehr wässrig und hellrosa oder dickflüssig und dunkelbraun. Auch eine Blasenentzündung kann deinen Intimgeruch verändern. Wenn nach dem Toilettengang ein, zwei Tropfen Urin im Höschen zurückbleiben, riecht es dann ein bisschen wie im Zoogehege bei den Raubtierkatzen – nach Ammoniak. Wenn du feststellst, dass dein Ausfluss merkwürdig riecht und sich auffällig verändert, solltest du dir ärztlichen Rat holen.

24 Mein Ausfluss hat plötzlich eine andere Farbe – was bedeutet das?

Normalerweise ist der Ausfluss weißlich und bereitet uns keinerlei Beschwerden. Farbveränderungen sind nicht zwingend ein Zeichen, dass etwas in unserem Intimbereich nicht stimmt. Sie müssen immer im Zusammenhang mit auftretenden Krankheitszeichen beurteilt werden. Das bedeutet: Geht die Farbveränderung mit Juckreiz, Schmerzen oder Brennen einher, besteht Handlungsbedarf. Bräunlicher Ausfluss tritt vor allem vor und direkt nach der Periode auf und ist absolut unbedenklich. Die Farbveränderung kommt daher, dass die roten Blutkörperchen aus dem Periodenblut, wenn sie länger in der Vagina verbleiben, mit Sauerstoff reagieren und sich dann braun färben – ein Zeichen für älteres Blut. Gelber Ausfluss ist meistens Merkmal einer Entzündung. Die gelbe Farbe kommt von den sogenannten *Leukozyten,* das sind Zellen unseres Immunsystems, die an den Entzündungsherd wandern, um dort die Krankheitserreger zu bekämpfen. Diese körpereigene Abwehrarmee wird alle paar Tage erneuert, die ausgedienten Zellen gehen unter und färben den Fluor dann gelb. Umgekehrt bedeutet weißer *Fluor* nicht, dass eine Infektion ausgeschlossen ist. Er kann, wenn er flockig aussieht und mit Jucken einhergeht, für eine Pilzinfektion sprechen.

Mythos

VULVEN STINKEN NACH FISCH

Auf der Suche nach einem neuen Haarshampoo in der Drogerie um die Ecke bekommt man leicht den Eindruck, dass der weibliche Intimbereich eine besonders schmutzige Körperregion sein muss, die noch dazu unfassbar stinkt. Parfümierte Slipeinlagen, Waschschaum mit Orchidee-Kirsch-Geruch und Intimdeos, die »helfen den Geruch zu stoppen, bevor er entsteht«: Das Angebot an Intimhygieneprodukten ist gigantisch. Eine ähnliche Abteilung für den Herrn sucht man vergebens. Auch wenn die Intimhygieneindustrie etwas anderes vermitteln möchte: Dein natürlicher Intimgeruch ist gut so wie er ist. Dass man zwischen den Beinen nicht den ganzen Tag nach Rosenblüten riecht, ist ganz normal. Und das hat auch einen guten Grund: Dein individueller Intimduft dient als sexueller Lockstoff der Fortpflanzung. In den Tagen um den Eisprung, wenn du besonders fruchtbar bist, nimmt er hormonell bedingt an Intensität zu und wirkt dann besonders anziehend. Ähnlich wie der Geruch am restlichen Körper verändert sich unser Intimgeruch durch bestimmte Alltagseinflüsse. Dazu gehören Rauchen, Alkohol, Sport und die Einnahme von Medikamenten. Auch Sex kann den Geruch deines Intimbereichs verändern. Je nachdem, welche Flora deine Sexualpartnerinnen oder -partner mitbringen und wie häufig du sie wechselst, verleiht dein Sexleben dem Intimbereich eine ganz eigene Duftnote. Dabei spielt das Ejakulat eine entscheidende Rolle. Spermien fühlen sich nämlich im sauren Milieu der Vagina nicht besonders wohl, sondern brauchen für ihre Fortbewegung die deutlich alkalischere Umgebung des Samenergusses. Der kann den säuerlichen Geruch deiner Vulva vorübergehend verändern. Hormone beeinflussen deinen Intimduft nicht nur während des Zyklus, sondern auch in der Schwangerschaft, den Wechseljahren oder wenn du besonders viel Stress hast. Egal, welche oder wie viele Faktoren deinen Intimgeruch bestimmen, es gilt in jedem Fall: Gesunde Vulven stinken nicht nach Fisch!

Egal, welche Farbe des Regenbogens dein Ausfluss hat, ist das kein Grund dich zu schämen. Veränderter Ausfluss lässt sich nicht durch besonders intensives Waschen einfach wegspülen. Im Gegenteil, eine übertriebene Intimhygiene verschlimmert die Problematik noch. Sobald du besorgt bist, dass etwas nicht in Ordnung sein könnte, solltest du dich vertrauensvoll an deine Gynäkologin oder deinen Gynäkologen wenden.

25 Was ist das vaginale Mikrobiom?

Wir bestehen mit circa 2000 unterschiedlichen Arten aus mehr Bakterien als aus Körperzellen. Die allermeisten Bakterien sind nicht etwa schädlich, sondern hilfreiche Wächter unserer körpereigenen Immunabwehr. Solche Wächter kommen an allen Körperöffnungen vor, denn hier ist es für unerwünschte Krankheitserreger besonders einfach einzudringen. Wir besitzen mit Desinfektionsmittel bewaffnete Eiweiße in unserer Tränenflüssigkeit, einen flimmernden Haarrasen in der Nase und die Zellwand von Bakterien zerschießende Enzyme in unserem Mundschleim. Rund ein Viertel aller körpereigenen Bakterienarten sind in der Vagina zu Hause. Dieses beachtliche Sortiment bezeichnen wir medizinisch korrekt als *Mikrobiota.* Diese Mikrobiota mit ihrer bevorzugten Umgebung und ihrem Erbgut wird in ihrer Gesamtheit Mikrobiom genannt. Das Mikrobiom deiner Vagina ist für Gesundheit und Krankheit des Intimbereichs verantwortlich. Zu den verschiedenen Bakterienstämmen gesellen sich Viren, Pilze und andere Einzeller, die uns, in der richtigen Zusammensetzung, vor krankheitserregenden Eindringlingen aus unserer Umgebung schützen. Ohne diese Mitbewohner wären wir alle sterbenskrank. Bis heute entdecken Forscher ständig neue Arten dieser hilfreichen Wächter. Einige von ihnen werden während der Schwangerschaft und bei einer vaginalen Geburt von der Mutter auf das Baby übertragen. Obwohl diesbezüglich noch vieles unklar ist, wissen wir, dass das mütterliche Mikrobiom das Immunsystem, den Stoffwechsel, die Hirnfunktion und sogar das spätere Verhalten des Nachwuchses beeinflusst.

Eine Bakterienart des Mikrobioms spielt in unserer Vagina die schillernde Hauptrolle: die Milchsäurebakterien, auch *Laktobazillen* genannt. Sie spalten Milchzucker und stellen so Milchsäure *(Laktat)* her. Sie bestimmen das saure Milieu unserer Vagina und tragen schon im Säuglingsalter zur Ausbildung eines gesunden Immunsystems bei. Denn: Schädliche Viren und Einzeller mögen es nicht sauer und sterben ab. Um sich als vorherrschende Bakterien unseres vaginalen Ökosystems behaupten zu können, müssen die Laktobazillen eine Zahl von zehn^{8} pro Milliliter Vaginalsekret erreichen; das sind also dreimal so viele, wie Spermien in einem Milliliter Ejakulat vorkommen. Dafür brauchen sie Nahrung – also Laktat –, die mithilfe unserer Hormone in die Vagina kommt. Durch das weibliche Geschlechtshormon Östrogen vermehren sich Zellen in der Vagina, die Zucker speichern. Progesteron wiederum sorgt dafür, dass die Zellen den Milchzucker an die hungrigen Milchsäurebakterien freigeben und so deren Bestehen sichern.

26 Wieso sollte mein vaginaler pH-Wert regelmäßig untersucht werden?

Bei der Vorsorgeuntersuchung in der gynäkologischen Praxis nimmt deine Frauenärztin oder dein Frauenarzt jedes Mal eine Probe deines Vaginalsekrets zur Bestimmung des vaginalen pH-Werts – er gibt Auskunft, wie sauer es in deiner Vagina ist. Das hast du noch nie mitbekommen? Das liegt daran, dass eine kleine Menge des nach der vaginalen Untersuchung am Handschuh haftenden Vaginalsekrets dafür ausreicht. Es wird auf einen dünnen Teststreifen aufgetragen, welcher durch seinen Farbumschlag den pH-Wert deiner Vagina anzeigt. Mit einem pH-Wert von 3,8 bis 4,4 ist die Vagina durch die vorhandenen Milchsäurebakterien deutlich saurer als der Rest der Haut, deren pH-Wert bei etwa 5,5 liegt. Das ist von unserem Körper clever ausgedacht, denn die meisten Krankheitserreger mögen diese saure Umgebung nicht und können sich dort schlecht vermehren. Ergibt sich bei dir ein pH-Wert unter 4,5, können dir die meisten Krankheitserreger daher nichts anhaben. Der pH-Wert unterliegt natürlichen täglichen Schwankungen, wird von dynamischen Änderungen während des Zyklus und je nach Sexualverhalten beeinflusst. Nach jeder kurzfristigen Änderung findet das Mikrobiom normalerweise von allein wieder in seine Balance zurück. Durch falsche, aber vor allem durch zu viel Intimpflege werden Milchsäurebakterien zerstört und der pH-Wert steigt. Krankmachende Mikroorganismen haben es dann viel leichter, sich zu vermehren. Alle Veränderungen, die das saure Milieu deiner Vagina stören, haben diesen Effekt. Die unerwünschte Folge sind Infektionen im Intimbereich.

Die Messung des pH-Werts gehört daher zu jeder gynäkologischen Vorsorgeuntersuchung und sagt uns, ob die Vagina so sauer ist, wie sie sein sollte.

Das solltest du bei deiner Intimpflege beachten

Deine Vulva ist, was ihre Pflege anbelangt, absolut bescheiden. Das einzige, was sie braucht, ist Wasser – ob unter der Dusche oder mit dem Waschlappen, ist ihr ganz egal. Nur bitte nicht zu oft: Drei- bis viermal in der Woche mit lauwarmem Wasser waschen ist absolut ausreichend. Wichtig dabei: Den Bereich zwischen den Hautfalten der Vulvalippen nicht vergessen. Hier bilden sich sonst mit der Zeit Ablagerungen von alten Hautzellen. Das Wasser sollte dabei nicht zu heiß sein. Das kann der natürlichen Schutzbarriere deiner Haut schaden und so zu Trockenheit im Intimbereich führen. Selbst während deiner Periode sind keine zusätzlichen Maßnahmen nötig. Deine Vagina ist sogar noch pflegeleichter – hier gilt: Hands off. Sie reinigt sich von selbst. Frisch geduscht solltest du deine Vulva mit einem weichen Handtuch trocken tupfen. Übertriebenes Rubbeln oder Reiben reizt deinen Intimbereich unnötig. Auf die Anwendung von Intimcremes, -deos, oder Spezialduschen solltest du unbedingt

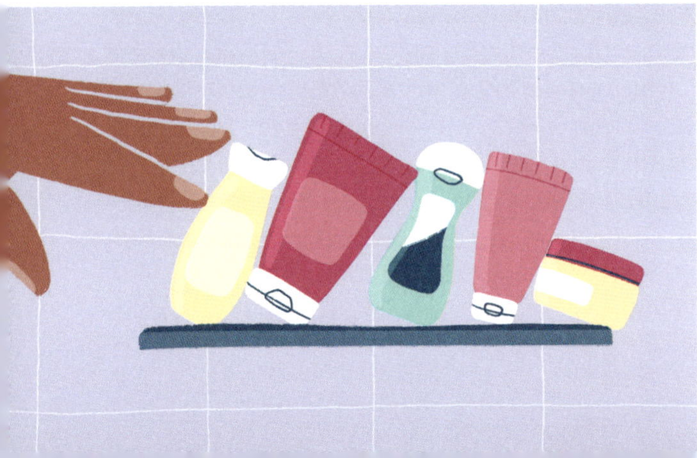

Bei der Intimhygiene gilt: Weniger ist mehr!

verzichten. Selbst Intimwaschlotionen, die dem pH-Wert der Vagina angepasst sind, können deine sensible Vaginalflora aus dem Gleichgewicht bringen. Die seit Neuestem in Beautysalons angebotenen Vaginaldampfbäder versprechen eine sanfte Reinigung der Vagina. Doch wir haben bereits gelernt: Deine Vagina reinigt sich selbst. Das Geld für diese unnötige Behandlung ist demnach anderswo besser investiert.

27 Wie genau wehrt die Vagina Krankheitserreger ab?

Wir wissen bereits, dass die Säure bildenden Laktobazillen unsere Vagina vor dem Befall mit Krankheitserregern schützen. Laktobazillen machen ihren Job besonders gewissenhaft und nutzen dafür ganz verschiedene ausgetüftelte Mechanismen.

- **Abwehr-Allrounder Laktat:** Durch das von den Milchsäurebakterien gebildete Laktat wird die Vagina sauer und unerwünschte Bakterien können sich nicht ausbreiten. Es werden aber nicht nur Bakterien von ihrer Vermehrung abgehalten, sondern Laktat inaktiviert auch gefährliche Viren, wie die Herpesviren. Darüber hinaus unterstützt das Laktat die Schleimhaut der Vagina beim Verdauen von Krankheitserregern. Parasiten können so in den Zellen der Vaginalschleimhaut eingeschlossen und ausgerottet werden.
- **Wunderwaffe Wasserstoffperoxid:** Einige Milchsäurebakterien tragen diese chemische Verbindung aus Sauerstoff und Wasserstoff und sind dadurch in der Lage, das Erbgut von schädlichen Bakterien zu zerstören, die sich an Orten ohne Sauerstoff wie der Vagina wohlfühlen. Wasserstoffperoxid führt dazu, dass in der genetischen Information dieser Bakterien Unterbrechungen entstehen, welche eine Vermehrung verhindern. Wasserstoffperoxid wirkt so effektiv, dass sich die Laktobazillen selbst davor schützen müssen. Sie haben sich daher einen Trupp Schutzpatronen zugelegt (Peroxidasen), die das Wasserstoffperoxid entgiften. Frauen mit einer hohen

Anzahl dieser Wunderwaffe tragenden Laktobazillen haben erfolgreichere Schwangerschaften und eine geringere Wahrscheinlichkeit, sich mit sexuell übertragbaren Erregern anzustecken.

- **Schutzschild Mikrokolonie:** Das fleißige Milchsäurebakterium *L. crispatus* hat kleine Widerhaken, mit deren Hilfe es sich an die Vaginalschleimhaut andockt und sich dort zu riesigen Gruppen – sogenannten Mikrokolonien – zusammenschließt. Dieses undurchdringliche Schutzschild verhindert, dass sich Infektionserreger überhaupt erst an die Vaginalschleimhaut anheften können.

Sind ausreichend Laktobazillen mit diesen Abwehrmechanismen vorhanden, ist deine Vaginalflora rundum gesund. Das Vorhandensein von häufigen Krankheitserregern, wie dem Darmkeim *E. coli,* ist dann nicht behandlungsbedürftig. Denn die Vagina kümmert sich selbst um diese unerwünschten Eindringlinge.

BAKTERIELLE VAGINOSE – VAGINALFLORA IM UNGLEICHGEWICHT

Bakteri-...was? Eine bakterielle Vaginose ist eine extrem häufige Entzündung der Vagina. Nach Schätzungen sind fünf Prozent aller geschlechtsreifen Frauen betroffen. Sie wird nicht durch einen bestimmten Erreger ausgelöst, sondern durch ein Ungleichgewicht der Vaginalflora zu Ungunsten der wichtigen Milchsäurebakterien. Oft stellt sich das Gleichgewicht schnell von selbst wieder ein. Die bakterielle Vaginose kann sich aber auch durch Schmerzen und Juckreiz im Bereich der Vagina äußern. Es gibt wirksame Therapien gegen diese Erkrankung, aber wichtig ist es auch, dich durch die gezielte Stärkung deiner Vaginalflora vor dieser und anderen Infektionen im Intimbereich zu schützen.

28 Verursacht die bakterielle Vaginose immer Beschwerden?

Durch ein Ungleichgewicht der Vaginalflora kommt es zur Übersiedlung der Vagina mit krank machenden Keimen. Das Bakterium *Gardnerella vaginalis* wird zwar als Hauptverursacher der Infektion gesehen, jedoch kommt es auch natürlicherweise in unserer Vagina vor. Nimmt es überhand, kann das zu Problemen führen. Verschiedene der 13 bekannten Gardnerella-Arten bilden dann mit anderen Bakterien eine Gemeinschaft und verdrängen so die wichtigen Milchsäurebakterien aus der Vaginalflora. Unangenehme Beschwerden, wie brennende Schmerzen der Vulva und Vagina, vor allem beim Sex, sind die Folge. Es kann außerdem zu Juckreiz und Schmerzen beim Wasserlassen kommen. Besonders markant ist der veränderte Ausfluss: Er wird mehr, dünnflüssiger und kann leicht schäumen. Seine Farbe wird grau-weiß bis gelblich und er entwickelt einen typischen, fischigen Geruch. In der Hälfte der Fälle fehlen alle Symptome und die entstandene Dysbalance der Vaginalflora bleibt von uns völlig unbemerkt. Da es sich in diesen Fällen um ein vorübergehendes Phänomen handelt und die Vaginalflora selbstständig zurück in ihr Gleichgewicht findet, besteht kein Grund zur Sorge.

29 Habe ich ein erhöhtes Risiko, an bakterieller Vaginose zu erkranken?

Die Entstehung einer bakteriellen Vaginose wird durch bestimmte Umstände begünstigt. Neben genetischen Faktoren sind es vor allem von dir steuerbare Alltagseinflüsse, die deine Vaginalflora aus dem Gleichgewicht bringen. Häufiger ungeschützter Geschlechtsverkehr mit wechselnden Partnerinnen und Partnern beispielsweise erhöht dein Risiko für eine bakterielle Vaginose. Bestimmte sexuelle Praktiken, wie rezeptiver Analsex oder das Einführen der Finger in die Vagina begünstigen die Übertragung dabei. Wird deine Vaginalflora zusätzlich geschwächt, macht es das den Gardnerellen leichter, sich zu vermehren. Dies kann durch übertriebene

Intimhygiene wie die Verwendung vaginaler Spülungen oder Deos der Fall sein, aber auch durch übermäßigen Stress. Außerdem erhöht Rauchen das Risiko, an einer bakteriellen Vaginose zu erkranken, enorm. Manchmal ist es zudem aufgrund anderer Erkrankungen unseres Körpers nötig, ein Antibiotikum einzunehmen. Deine Vaginalflora kann dadurch leicht aus ihrem Gleichgewicht gebracht werden und Erkrankungen, wie die bakterielle Vaginose oder eine Pilzinfektion, entstehen leichter. Das sollte kein Grund sein, auf die Behandlung mit Antibiotika zu verzichten, wenn sie dir von deiner Ärztin oder deinem Arzt empfohlen wurde. Du kannst deine Vaginalflora allerdings unterstützen, wieder zurück in ihre Balance zu finden. Wie das geht, erfährst du auf Seite 60.

30 Muss die bakterielle Vaginose immer behandelt werden?

Um die Diagnose bakterielle Vaginose zu stellen, gibt es klare Kriterien. Ärztinnen und Ärzte nutzen dazu den pH-Streifen, die eigene Nase (wir erinnern uns an den fischigen Geruch) und die Augen. Unter dem Mikroskop lassen sich nämlich sogenannte Schlüsselzellen entdecken: Zellen aus der Oberfläche der Vagina, die über und über mit Bakterien bedeckt sind – sie sind der Schlüssel zur Diagnose. Niemals sollte der bloße Nachweis von *Gardnerella Vaginalis* aus dem Vaginalabstrich als Beweis für eine bakterielle Vaginose gesehen und eine kerngesunde Vaginalflora antibiotisch behandelt werden. Denn der Nachweis von Gardnerellen sagt im Grunde nur: Wir sind da, wo wir hingehören – alles in bester Ordnung. Einmal entstanden und nicht behandelt, kann die bakterielle Vaginose allerlei unliebsame Ereignisse hervorrufen. Sie ist mit Frühgeburtlichkeit, einer Entzündung der inneren Geschlechtsorgane und einer Gebärmutterschleimhautentzündung im Wochenbett assoziiert. Außerdem entsteht ein erhöhtes Risiko für andere sexuell übertragbare Erkrankungen, wie beispielsweise Chlamydien oder Genitalherpes. Deshalb sollte eine korrekt diagnostizierte bakterielle Vaginose, die Beschwerden macht, immer behandelt werden. Anders verhält es sich bei Schwangeren: Da das Risiko für eine Frühgeburt erhöht ist, sollte eine bakterielle Vaginose vor der 23. Schwangerschaftswoche immer behandelt werden, auch wenn sie keine Beschwerden verursacht.

31 Ich bekomme immer wieder eine bakterielle Vaginose. Woran kann das liegen?

Nachdem sie initial abgeheilt ist, tritt die bakterielle Vaginose bei über der Hälfte der Betroffenen erneut auf. Wie kommt das? Erst seit etwa 20 Jahren ist bekannt, dass sich Bakterienarten in der Vagina ab einer bestimmten Mindestmenge zu sogenannten Biofilmen zusammenschließen.[10] Das bedeutet, dass sie sich in großen Gruppen zu einer Art Teppich verbinden. Dieser Teppich aus Gardnerellen ist bei betroffenen Frauen außerdem auf der obersten Hautschicht der Harnröhre und in der Blase zu finden.[11] Das Problem dabei ist, dass dieser Biofilm seiner Oberfläche so stark anhaftet, dass er mit Antibiotika nicht vollständig zu beseitigen ist. Ausgehend von den weiterhin anhaftenden Anteilen kann die Erkrankung immer wieder aufflammen. Kommt es nach der Behandlung zu ungeschütztem Sex mit demselben Partner, ist das Risiko für einen Rückfall zusätzlich erhöht. Die Biofilme haften zwar stark, fühlen sich aber auch auf dem Penis sehr wohl. Sie werden also sexuell übertragen. Der Mann bleibt dabei in aller Regel ohne Beschwerden, hat jedoch ein erhöhtes Risiko für andere sexuelle Infektionskrankheiten. In lesbischen Partnerschaften wird der *Fluor* direkt über Finger oder Sexspielzeug übertragen. Frauen, die mit Frauen Sex haben, bekommen daher sogar häufiger eine bakterielle Vaginose.

Nach aktuellem Wissen scheint die Behandlung der Partnerinnen und Partner die Rückfallwahrscheinlichkeit trotzdem nicht zu reduzieren. Da die Effektivität der zur Verfügung stehenden Antibiotika begrenzt ist, wird von Arbeitsgruppen in aller Welt nach besseren Therapiemöglichkeiten geforscht. So entstand die Idee, Präbiotika einzusetzen. Ein Präbiotikum ist eine Substanz, die die guten, erwünschten Bakterien fördert. Forscher konnten in Untersuchungen mithilfe eines Präbiotikums kürzlich die Rückfallquote für bakterielle Vaginosen drastisch reduzieren.[12] Das von ihnen genutzte Präbiotikum bindet Eisen und nimmt es so den unerwünschten Bakterien weg, die es für ihr Überleben benötigen. Es gibt noch mehr vielversprechende Ansätze: Die Transplantation, also Übertragung des vaginalen Mikrobioms einer gesunden Frau auf eine Frau mit wiederholten bakteriellen Vaginosen konnte in den bisher fünf durchgeführten Fällen eine komplette Heilung erzielen![13] Wir sind gespannt, wann wir das erste Mal zur vaginalen Mikrobiom-Spende gehen können.

So stärkst du deine Vaginalflora optimal

Eine gesunde Vaginalflora ist sehr wichtig für dein Wohlbefinden. Da sie sehr sensibel auf Veränderungen reagiert, solltest du dich besonders liebevoll um sie kümmern. Dazu gehört, Auslöser für ein Ungleichgewicht in deinem Mikrobiom zu beseitigen:

- Je weniger Stress du hast, desto besser geht es nicht nur dir, sondern auch deinem vaginalen Mikrobiom. Niemand jedoch kann Stress vollkommen vermeiden. Versuche daher herauszufinden, was dir in solchen Phasen guttut und dich entspannt: Ein Spaziergang in der Natur, Musik oder eine Massage (vielleicht auch deiner Klitoris) könnten ein Anfang sein.
- Safer Sex: Der Einfluss der Sexualpartnerinnen und -partner auf eine gesunde Vaginalflora wird unterschätzt. Bakterien auf dem Penis oder Dildo werden schließlich bei der Penetration in die Vagina übertragen und umgekehrt. Also muss man von einer gemeinsamen, partnerschaftlichen Mikrobiota ausgehen. Wie kannst du das verhindern? Nutze ein Kondom. Zu Safer Sex gehört auch, Sexspielzeug vor der Verwendung von unterschiedlichen Personen zu waschen. Eine besondere Rolle spielt die Hygiene beim Analsex: Achte darauf, dass, was auch immer sich in deinem After befunden hat, nicht direkt danach in deine Vagina eingeführt wird. Sonst können reichlich Darmbakterien ein Ungleichgewicht in deiner Flora hervorrufen.

- Es klingt einfacher, als es ist: Hör auf zu rauchen! Lass dich bei diesem Vorhaben gerne von deinem Hausarzt oder deiner Hausärztin begleiten.
- Die richtige Intimhygiene schafft die Grundlage für eine ausgewogene Vaginalflora. Das Tragen synthetischer, enger Wäsche kann eine Dysbalance begünstigen. Deine Vaginalflora freut sich über Sauerstoff. Zu Hause oder im Sommerkleid darf es auch gerne mal »unten ohne« sein, wenn du dich damit wohlfühlst. Außerdem ist Unterwäsche mit möglichst hohem Baumwollanteil eine Wohltat für deinen Intimbereich.
- Genau wie das Mikrobiom im Darm wird auch das der Vagina durch Ernährung beeinflusst. Diese beiden Nachbarn stehen sogar im ständigen Austausch und shiften ihre bakteriellen Bewohner hin und her. Mit einer gesunden, ballaststoffreichen Ernährung förderst du daher die Besiedlung mit guten Bakterien. Präbiotika unterstützen den Prozess meisterhaft. Lebensmittel, die Präbiotika enthalten, sind: Lauch, Zwiebel, Knoblauch, Artischocken, Kimchi, Roggen, Hafer(-flocken), Pastinake und jede Art von Hülsenfrüchten.
- Antibiotika werden bei vielen Infektionen effektiv eingesetzt. Fast jeder von uns musste sie schon einmal einnehmen. Sie töten jedoch nicht nur gefährliche Krankheitserreger ab, sondern auch erwünschte Bakterien. Deine Vaginalflora wird durch eine antibiotische Behandlung völlig überrollt und viele ihrer fleißigen Helfer, allen voran die Milchsäurebakterien, gehen zugrunde. Manchmal lohnt es sich, nach möglichen Alternativen zu Antibiotika zu fragen. Bei einer leichten Erkältung oder einer beginnenden Blasenentzündung macht das Sinn. Oft ist eine Behandlung mit Antibiotika aber alternativlos. Dann ist es besonders wichtig, deine Vaginalflora zu stärken.
- Eine aufbauende Kur für deine Vaginalflora gelingt durch Zäpfchen oder Tabletten mit Milchsäurebakterien. Das enthaltene Bakterium *L-acidophilus* ist beispielsweise in der Lage, gezielt eine Überzahl unerwünschter Erreger zu vergiften. Es kann *Gardnerella vaginalis* eliminieren und der Entstehung einer bakteriellen Vaginose vorbeugen.

3

MENSTRUATIONSZYKLUS

DER EWIGE KREISLAUF

Unser Zyklus ist ab der Pubertät, bis unsere Eierstöcke in den wohlverdienten Ruhestand gehen, unser treuer Begleiter. Trotzdem haben wir nur eine sehr vage Vorstellung von dem, was sich in den inneren Geschlechtsorganen Monat für Monat abspielt. Irgendwann, irgendwo springt ein Ei und etwa 2 Wochen später setzt die Periode ein. Aber was passiert in der Zwischenzeit? Sobald du das genauer verstehst, beantworten sich viele Fragen zu Fruchtbarkeit, hormoneller Verhütung und Lust von ganz allein.

ZYKLUS – ALLES DREHT SICH UM DEN EISPRUNG

Der Zyklus ist so ziemlich das Komplexeste, was unser Körper zu bieten hat. Ich habe unzählige Male seine Phasen, die beteiligten Strukturen und Hormone studiert, bis ich ihn durchschaut habe. Außerdem verläuft er zwar immer nach dem gleichen Prinzip, aber trotzdem bei uns allen unterschiedlich. Es lohnt sich dennoch, den Zyklus verstehen zu lernen, denn das kann dir helfen, dich selbst besser zu begreifen. Lass uns gemeinsam Licht in das Hormonwirrwarr bringen.

32 Welche Hormone beeinflussen meinen Zyklus?

Der fein abgestimmte Ablauf des Zyklus wird von verschiedenen Botenstoffen, den Hormonen, gesteuert. Man kann sie sich vorstellen wie winzige Murmeln, die durch unsere Blutgefäße sausen – mit dem Auftrag, dem Zielorgan eine Nachricht zu überbringen.

Die Hormone, die den Zyklus steuern, werden in den Eierstöcken und der Hypophyse, einer kleinen Drüse im Gehirn, produziert. Östrogen wird in den Eierstöcken aus Testosteron gebildet und ist eine Alleskönnerin. Es ist für unsere weibliche Silhouette verantwortlich, formt unsere Brüste, den Po und lässt unsere Haare glänzen. Außerdem ist es wichtig für die Befeuchtung der Vagina, worüber du auf Seite 146 mehr erfährst. Während des Zyklus fungiert Östrogen als Zimmermädchen und bereitet alles für die eventuelle Einnistung einer befruchteten Eizelle in die Gebärmutter vor. Es lässt die Gebärmutterschleimhaut wachsen, verflüssigt den Schleimpfropf im Gebärmutterhals und öffnet ihn leicht, sodass die Spermien leichter eintreten können. Außerdem stimuliert Östrogen die Heranreifung der Eizellen im Eierstock und hilft dem fittesten Ei, sich gegen seine Mitstreiterinnen durchzusetzen.

Aus den Eierstöcken stammt auch Progesteron. Es wird als Schwangerschaftshormon bezeichnet und hat die Aufgabe, das befruchtete Ei zu versorgen – der Room Service. Durch Progesteron werden Nährstoffe ins Endometrium eingelagert und es sprossen immer mehr Gefäße ein, um die Eizelle gut zu ernähren. Das Schwangerschaftshormon hält die Gebärmutter außerdem davon ab, sich zusammenzuziehen und ihre Schleimhaut mitsamt der Eizelle abzustoßen. Der Schleimpfropf verfestigt sich und verhindert, dass erneut befruchtungswillige Spermien eindringen. Ein Gast reicht der Gebärmutter vollkommen aus.

Zu welchem Zeitpunkt wie viel dieser beiden Hormone ausgeschüttet wird, bestimmt die Hypophyse. Hier werden die Hormone *luteinisierendes Hormon* (LH) und *follikelstimulierendes Hormon* (FSH) hergestellt und zyklisch freigegeben. Sie überbringen den Eierstöcken die Botschaft: »Bitte Östrogen und Progesteron ausschütten«. Ab einer gewissen Menge Östrogen und Progesteron tritt eine Rückkopplung in Kraft. Die Hypophyse bemerkt die Überproduktion und stoppt die weitere Ausschüttung von LH und FSH.

33 Was passiert beim Zyklus und wie lange dauert er üblicherweise?

Der Zyklus ist ein hormoneller Kreislauf, der einem einzigen Zweck dient: der Empfängnis. Er dauert üblicherweise 25 bis 31 Tage und kann in zwei Hälften unterteilt werden, während derer an Eierstöcken und Gebärmutterschleimhaut alles für eine erfolgreiche Befruchtung und Einnistung einer Eizelle getan wird. Der Zyklus beginnt mit dem ersten Tag der Periode und der Erkenntnis, dass sich kein Gast in der Gebärmutter häuslich eingerichtet hat. Während die Gebärmutter noch damit beschäftigt ist, ihre Schleimhaut abzustoßen, laufen in der Hypophyse bereits die Vorbereitungen für die nächste Eizellreifung. Sie produziert FSH, was im Eierstock die Follikelreifung bewirkt. Was ist das genau? Alle Eizellen, die seit unserer Geburt im Eierstock auf ihren Einsatz warten, liegen dort einzeln verpackt in einer Hülle, dem sogenannten Follikel. Sie sind noch unreif (wir erinnern uns an die Kaulquappen) und müssen auf ihrem Weg zur fertigen, sprungbereiten Eizelle noch mehrere Stadien durchlaufen. Dieser Reifungsprozess wird

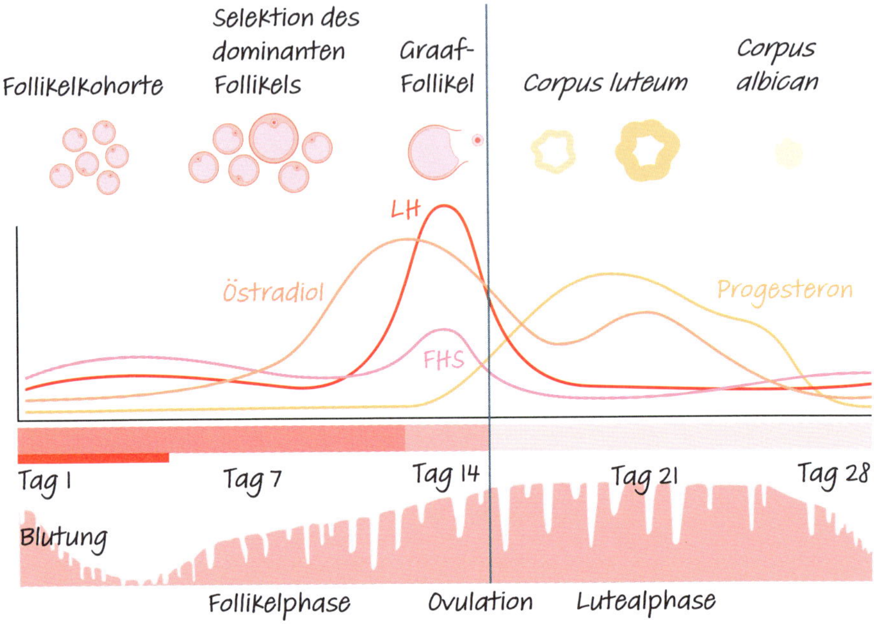

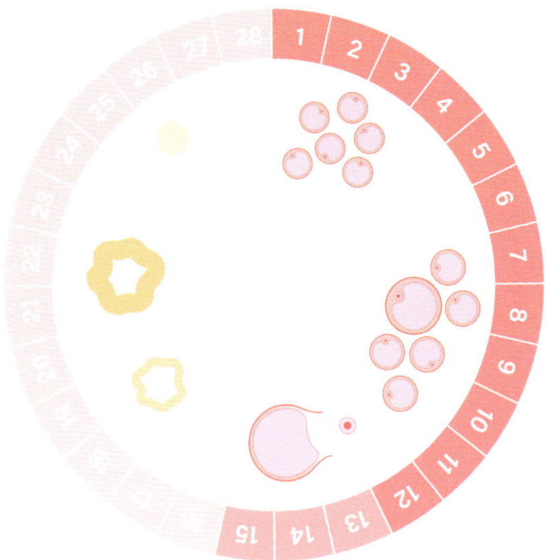

Der Menstruationszyklus lässt sich in zwei Phasen einteilen: die Follikelphase und die Lutealphase.

durch FSH gefördert. In jedem Zyklus reifen Hunderte Eizellen in ihren Follikelhüllen heran und haben das Ziel, in den Eileiter zu gelangen. Sie bilden dabei FSH-Sensoren aus; das sind Stellen, an denen FSH andockt und sie weiter reifen und wachsen lässt. Die letzte Reifestufe, der sogenannte *Graaf-Follikel,* wird nur von der Eizelle erreicht, die die empfindlichsten FSH-Sensoren ausbildet; alle anderen gehen im Lauf der ersten Zyklushälfte unter.

Außerdem stimuliert FSH die Östrogenbildung in den Follikeln. Je weiter die Follikel reifen, desto mehr Östrogen wird in den Blutkreislauf ausgeschüttet, was wiederum die Gebärmutterschleimhaut wachsen lässt. Der *Graaf-Follikel* wartet nun im Eierstock auf seinen großen Auftritt. Er schüttet jetzt so viel Östrogen aus, dass in der Hypophyse etwas Unerwartetes passiert: Es entsteht eine LH-Explosion. Wie kann das sein? Überschreitet Östrogen einen gewissen Schwellenwert, hemmt es nicht wie gewohnt die LH-Ausschüttung, sondern fördert diese. Der Peak von LH im Blut gibt dem *Graaf-Follikel* das Kommando: »Spring jetzt in den Eileiter!« Darauf hat er gewartet, löst sich aus seiner Hülle und wird von den *Fimbrien* des Eileiters (wie bei der Seeanemone) aufgefangen. Mit dem Eisprung ist die erste Zyklushälfte, die bei uns allen unterschiedlich lang ist, abgeschlossen. Bei manchen findet der Eisprung schon einige Tage nach der Periode oder sogar noch währenddessen statt, bei anderen liegen zwischen Blutung und Eisprung mehr als zwei Wochen.

Die zweite Zyklushälfte ist zeitlich stabiler: Sie dauert etwa 14 Tage und wird Lutealphase genannt. Der Name kommt von der Hülle, die das Ei nach seinem Sprung im Eierstock zurücklässt. Sie verfärbt sich gelb und verklumpt zum Gelbkörper, dem *Corpus luteum.* Der hat den Job, die letzten Vorkehrungen für eine Einnistung zu treffen. Er startet umgehend die Produktion von Progesteron, dem Room Service, mit der Botschaft an die Hypophyse: »FSH- und LH-Produktion stoppen«, sodass zunächst keine neuen Eizellen heranreifen. Es ist schließlich schon eine unterwegs. Ganze 14 Tage produziert der Gelbkörper fleißig Progesteron in der Hoffnung, die gesprungene Eizelle könnte befruchtet werden. Geschieht dies nicht, bildet er sich vollständig zurück, was die Gebärmutter zur Abstoßung ihrer Schleimhaut veranlasst. Die Hypophyse nimmt ihre Hormonproduktion wieder auf und der Kreislauf beginnt von Neuem.

Mythos

WIR KÖNNEN UNSEREN EISPRUNG SPÜREN

Einige Frauen berichten von einem einseitigen Unterbauchschmerz, der regelmäßig um den Eisprung herum (in der Mitte des Zyklus, daher auch Mittelschmerz genannt) auftritt. Dieser Schmerz variiert sehr stark von einem leichten Ziehen bis zu einem quälenden Stechen. Er wird aber nicht vom Sprung des Eis, sondern durch einen Krampf der den Follikel umgebenden Muskulatur ein bis zwei Tage vor dem Eisprung ausgelöst.[14]

34 Warum verlieren wir unterschiedlich viel Blut während der Periode?

Die Periode ist ein Tabuthema. Tampons werden verdeckt von Faust zu Faust gereicht, in der Fernsehwerbung leuchtet Periodenblut ultraviolett und wir sprechen von unserer Erdbeerwoche. Da ist es nicht verwunderlich, dass unser Wissen über die Periode begrenzt ist. Den Blutverlust während der »Tage« überschätzen wir deutlich. Durchschnittlich verlieren wir 30 bis 60 Milliliter Blut, das entspricht etwa zwei vollen Schnapsgläsern. Die Gebärmutterschleimhaut wird von den sogenannten Spiralarterien mit Blut versorgt. Das sind Hunderte Sauerstoff transportierende Gefäße, die geformt sind wie kleine Korkenzieher. Sie versorgen das *Endometrium* neben Sauerstoff mit Nähr- und Abwehrstoffen. Das ist besonders während der späten Follikel- und Lutealphase zur Vorbereitung auf die Einnistung einer Eizelle wichtig. Kommt es nicht zu einer Schwangerschaft, fällt der Progesteronspiegel am Ende des Zyklus ab. Die Spiralarterien, deren Wand aus Muskulatur besteht, spannen sich dadurch an, wie bei einem Wadenkrampf. Schon kurz darauf entspannen sie sich aber wieder. Dieser ständige Wechsel von An- und Entspannung bewirkt zweierlei: Die mühsam aufgebaute Gebärmutterschleimhaut bekommt während des Krampfs keinen Sauerstoff und stirbt ab. Außerdem schießt mit großem Druck Blut aus den Spiralarterien, das sich während des Krampfs dort gestaut hat. Das kann man sich vorstellen wie eine Massagedüse in der Therme. Mit dem Düsenstrahl wird die abgestorbene Schleimhaut abgetragen und später aus der Gebärmutter gespült. Das gelingt durch ein unregelmäßiges Zusammenziehen der Gebärmutter; der Druck presst das Periodenblut durch den Gebärmutterhals in die Vagina. Das hat den cleveren Nebeneffekt, dass die Blutung nach und nach stoppt. Denn durch die Bewegung der Gebärmutter werden die Spiralarterien zusammengedrückt und verschließen sich mit der Zeit.

Kann sich die Gebärmuttermuskulatur nicht richtig zusammenziehen, bewirkt das im Umkehrschluss eine stärkere Blutung. Myome oder eine Spirale zur Schwangerschaftsverhütung können der Grund dafür sein. Wir bluten außerdem umso stärker, je dicker das *Endometrium* aufgebaut wurde. Ein geringer Progesteronspiegel sorgt für ein stärkeres Wachstum der Gebärmutterschleimhaut und der Spiralarterien. Je nach Hormonsituation, Dicke des Endometriums, Anzahl der Spiralarterien und Fähigkeit der Gebärmutter sich zusammenzuziehen, bluten wir also unterschiedlich viel. Das alles sind Faktoren, die nicht von uns beeinflussbar sind. Lediglich mit der Wahl unserer Verhütungsmethode können wir Einfluss auf die Blutungsstärke nehmen; dazu erfährst du später mehr.

35 Welches Periodenprodukt passt am besten zu mir?

Auf dem Markt für Periodenprodukte hat sich nach vielen Jahren, in denen wir die Wahl zwischen Binde und Tampon hatten, einiges getan. Das wurde auch höchste Zeit, denn immerhin sind wir zusammengenommen etwa sechs Jahre unseres Lebens mit Periodenprodukten unterwegs. Du hast noch keine komfortable Lösung für dich gefunden? Dann probiere doch mal ein neues Produkt:

- **Binden,** der Klassiker unter den Periodenprodukten, sind etwas aus der Mode gekommen. Es gibt sie in allen Variationen: extra dick, für den String, mit und ohne Flügel, aus Baumwolle oder Stoff. Die

Handhabung ist einfach, weshalb die Binde oft bei der ersten Periode zum Einsatz kommt: ins Höschen einlegen, fertig. Allerdings lässt der Tragekomfort manchmal zu wünschen übrig. Verrutschen oder Hängenbleiben von Haaren am Klebestreifen kommen häufig vor und sind unangenehm. Außerdem verursachen Einmalprodukte viel Müll. Trotzdem sind sie besonders bei starker Blutung beliebt, da sie sehr saugfähig sind und unkompliziert gewechselt werden können.

- **Tampons** bieten uns im Alltag die größte Flexibilität. Mit ihnen können wir Sport machen, schwimmen gehen und sie sind außerdem einfach zu wechseln. Wenn wir darauf achten, schadstofffreie Bioprodukte zu kaufen, müssen wir etwas tiefer in die Tasche greifen. Genau wie Binden verursachen auch Tampons jede Menge Müll. Einen Mythos müssen wir ein für alle Mal aus der Welt schaffen: Tampons beeinflussen die Vaginalflora nicht negativ und begünstigen daher keine vaginalen Infektionen!
- **Ein Softtampon** ist ein Schwamm aus Schaumstoff, der ähnlich funktioniert wie ein Tampon und weitere Vorteile verspricht. Aufgrund seiner weichen Konsistenz kann er auch während der Penetration verwendet werden und soll dabei nicht stören. Außerdem gibt es kein Rückholbändchen. Wieso das denn? Das Periodenprodukt soll unsichtbar werden und damit auch den Besuch im Spa oder der Sauna möglich machen. Allerdings ist das gleichzeitig der größte Nachteil: Ein Softtampon lässt sich oft schwierig entfernen. Unter den Gegenständen, die ich in den letzten Jahren aus Vaginen geborgen habe, rangieren Softtampons auf Platz eins. Deshalb rate ich unerfahrenen Anwenderinnen eher ab. Für Sex während der Periode braucht es keinen Softtampon – es reicht aus, sich auf ein Handtuch zu legen. Und für ein sichtbares Rückholbändchen muss sich im Spa niemand schämen.
- Es gibt sie schon seit 1937, aber seit einigen Jahren feiert sie ihr großes Comeback: **die Menstruationstasse.** Sie hat sich zur beliebtesten Tampon-Alternative gemausert. Der aus Silikon bestehende Becher wird wie ein Tampon in die Vagina eingeführt. Ist die Tasse voll, leerst du sie auf der Toilette aus, wäscht sie mit klarem

Wasser und setzt sie wieder ein. Die Menstruationstasse ist auch für starke Blutungen geeignet, da sie ein großes Fassungsvolumen hat. Man kann sie nachts und auch beim Schwimmen tragen, außerdem kannst du sie über viele Jahre verwenden – eine nachhaltige Lösung. Das Einsetzen erfordert etwas Übung, gelingt aber mit jedem Mal besser. Der Grund, warum die Menstruationstasse so sicher sitzt, nicht kippt oder ausläuft, ist das Vakuum, das vor dem Entfernen gelöst werden muss. Drücke die Tasse dafür mit dem Zeigefinger an einer Stelle leicht ein und ziehe sie anschließend heraus. Entgegen einiger Warnhinweise ist es unbedenklich, die Menstruationstasse zu nutzen, wenn du mit Spirale verhütest. Im ersten Monat nach dem Einlegen der Spirale solltest du jedoch auf ein anderes Periodenprodukt zurückgreifen, da das Entfernen der Tasse die Lage der Spirale verändern könnte.

- **Periodenslips** sehen aus wie normale Höschen, fühlen sich an wie normale Höschen, haben aber einen Spezialeffekt: Sie saugen dein Menstruationsblut auf und geben dir ein trockenes Gefühl. Anders als bei Binden kann durch den in die Wäsche eingearbeiteten saugfähigen Kern nichts verrutschen. Die Oberflächen sind antibakteriell beschichtet, so entsteht kein unangenehmer Geruch von altem Blut. Es gibt sie als Einwegprodukt, aber auch zum Auswaschen. In jedem Fall solltest du beim Kauf auf eine hohe Qualität achten und möglichst auf Biozide und Mikroplastik verzichten. Leider sind vor allem hochwertige Periodenslips vergleichsweise teuer. Und sie sind unterwegs nicht immer ganz praktisch zu wechseln.
- **Freie Blutung** oder Free bleeding: Wahrscheinlich kennst du das Gefühl, wenn sich ein Schwall Blut auf den Weg in die Vagina macht. Für Betreiberinnen von Free bleeding ist das der Zeitpunkt, sich auf den Weg zur Toilette zu machen und das Blut in die Schüssel plätschern zu lassen. Das klingt vielleicht erst einmal befremdlich, hat jedoch viele Vorteile. Erstmal sparst du dir jeden Monat einen Haufen Geld, das du für Periodenprodukte ausgegeben hättest. Außerdem ist es die nachhaltigste Methode zu bluten, ganz ohne Müll. Ein schöner Nebeneffekt ist, dass du ein Gespür für deinen Körper ent-

wickelst. Um Free bleeding umsetzen zu können, benötigst du etwas Übung und immer eine verfügbare Toilette in deiner Nähe. Vielleicht versuchst du es erst einmal zu Hause und kombinierst eine Binde oder Periodenunterwäsche, falls etwas daneben geht.

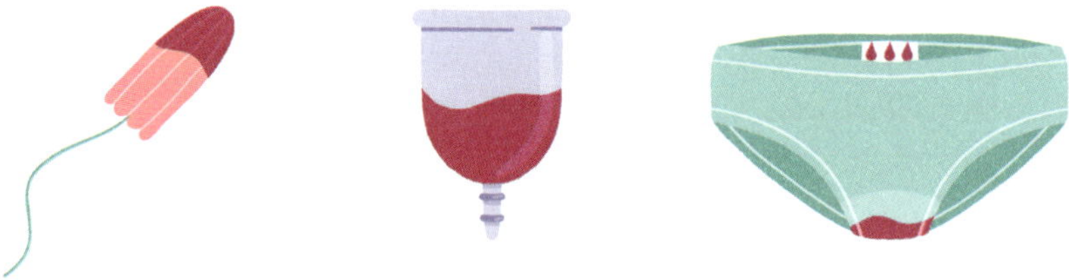

Mittlerweile gibt es eine Vielzahl an Menstruationsprodukten, sodass jede Frau ihr Wohlfühlprodukt finden kann. Dabei wird heute auch immer mehr auf Nachhaltigkeit geachtet.

36 Ich habe vergessen, den Tampon rauszunehmen – muss ich mir Sorgen machen?

Rund drei Viertel aller Menstruierenden nutzen Tampons. Tampon-Hersteller empfehlen den Wechsel nach spätestens acht Stunden. Vor allem dann, wenn die Periode bereits abklingt, kann das im Alltagsstress schon einmal vergessen werden und der Tampon verbleibt länger in der Vagina als geplant. Es kommt auch vor, dass ein Tampon vergessen und ein frischer Tampon zusätzlich eingeführt wird. Ein unangenehmer Geruch kann ein erster Hinweis sein. Menstruationsblut hat nur einen milden Eigengeruch, der intensiver und faulig wird, wenn es lange in der Vagina bleibt. Der Ausfluss wird hellrosa bis bräunlich und übelriechend. Die Vagina wird außerdem sehr trocken. Wenn kein Blut mehr da ist, das aufgesaugt werden kann, saugt sich der Tampon mit Vaginalsekret voll. Das kann zu Jucken, Reizungen und Schmerzen führen.

Was ist in solch einem Fall zu tun? Erstmal gibt es keinen Grund zur Panik. Vielen von uns ist das schon passiert. Solltest du einen Tampon vergessen haben, befindet er sich ganz sicher noch in deiner Vagina. Der Gebärmutterhals verhindert, dass es in den Bauchraum verschwindet, egal wie lange er schon liegt. Entferne den Tampon mit frisch gewaschenen Händen. Dazu kannst du ein Bein auf das Bett oder den Badewannenrand stellen und dich langsam vortasten. Wenn du ihn tastest oder sogar das Rückholbändchen spürst, kannst du entschlossen daran ziehen. Der Tampon wird so voll sein, dass er leicht herausflutscht. Weitere Maßnahmen sind nicht nötig. Dein vaginales Mikrobiom findet von allein wieder in seine Balance zurück. Gelingt es dir nicht, den Tampon zu entfernen, solltest du deine Frauenärztin oder deinen Frauenarzt aufsuchen.

In den Medien wird immer wieder über die »Tamponkrankheit«, das sogenannte *Toxic-Shock-Syndrom* (TSS) berichtet, welches durch einen vergessenen Tampon entstehen kann. Dabei bildet das Bakterium *Staphylococcus aureus,* das in jeder dritten Vagina vorübergehend vorkommt, ein Gift, auf das der Körper mit einer überschießenden Abwehrreaktion antwortet. Diese lebensbedrohliche Erkrankung ist extrem selten. Nur eines von 100 dieser Bakterien bildet dieses gefürchtete Gift. Bereits in der Pubertät haben 80 Prozent aller Frauen Abwehrstoffe gegen das Gift gebildet und können daher nie ein TSS bekommen. Die Entstehung eines TSS durch einen vergessenen Tampon ist daher sehr unwahrscheinlich. Fieber, niedriger Blutdruck und eine diffuse Hautrötung sind typische Beschwerden, die auf ein TSS hindeuten. Außerdem können Übelkeit und Erbrechen vorkommen. Solltest du Beschwerden dieser Art entwickeln, ist eine ärztliche Vorstellung nötig.

WENN DIE BLUTUNG MACHT, WAS SIE WILL

Zu früh, zu spät, zu viel und zwischendurch – die Blutung macht oft nicht das, was uns am liebsten wäre, nämlich einfach mal pünktlich zu kommen und so schnell wie möglich wieder zu verschwinden. Meistens hat sie sogar noch unliebsame Begleiter wie Schmerzen, Stimmungsschwankungen und Pickel im Gepäck. Was wir tun können, um uns diese Zeit angenehmer zu gestalten und ab wann solche Störungen bedenklich sind, schauen wir uns im nächsten Abschnitt näher an.

37 Ich bekomme meine Tage nicht mehr – was kann die Ursache sein?

Frauen, die einen regelmäßigen Zyklus gewohnt sind, versetzt das Ausbleiben der Periode zunächst in Panik. Schließlich ist der erste Gedanke immer: Könnte ich schwanger sein?

Beim Ausbleiben der Periode für mindestens drei Monate spricht man von *Amenorrhoe*. Viele Frauen sind davon betroffen, und das kann ganz andere Gründe als eine Schwangerschaft haben. In über 80 Prozent der Fälle wird die Ursache nicht gefunden, meistens verbirgt sich dahinter Stress. Der komplexe Menstruationszyklus kann schon durch kleine hormonelle Abweichungen aus dem Gleichgewicht gebracht werden. Stress bewirkt in unserer Nebenniere die Ausschüttung von Cortison, dem »Stresshormon«. Es wird so genannt, weil es den Körper in Phasen besonderer körperlicher oder psychischer Belastung unterstützt, indem es den Blutzucker anhebt (unser Gehirn hat so schnelle Nahrung zur Verfügung) und den Blutdruck steigert. Cortison führt aber auch zu einer Störung der Sexualhormonproduktion. Menstruationsstörungen, allen voran die Amenorrhoe, sind die Folge.

Wenn deine Periode über mehr als zwei Zyklen ausbleibt, solltest du dich bei deiner Frauenärztin oder deinem Frauenarzt vorstellen. Mache vorab einen Schwangerschaftstest, um diese Ursache ausschließen zu können. In der Praxis wirst du zunächst nach weiteren körperlichen Veränderungen gefragt. Libidoverlust, eine trockene Vagina und eine Milchsekretion der Brust sind Zeichen einer Überproduktion von Prolaktin, dem Stillhormon, das bei jeder fünften Frau die Ursache der Amenorrhoe ist. Außerdem lassen Stress, exzessives körperliches Training oder eine Schilddrüsenunterfunktion Prolaktin in die Höhe schießen. Eine Schilddrüsenunterfunktion kann auch unabhängig davon zu einem Ausbleiben der Blutung führen. Sind deine Schilddrüsenhormone zu niedrig, fällt das durch Müdigkeit, eine Gewichtszunahme und depressive Verstimmung auf. Tritt neben dem Ausbleiben der Periode Akne oder ein männliches Behaarungsmuster auf, kann das häufige *Polyzystische Ovarialsyndrom* dahinterstecken.

Im nächsten Schritt wird im Blut nachgesehen, ob und wieviel Sexualhormone dein Körper bildet. Sowohl die Hormone aus dem Eierstock als auch aus der Hypophyse können reduziert sein. Leistungssport oder Essstörungen legen die Hypophyse manchmal komplett lahm. Es kann auch vorkommen, dass die Eierstöcke einfach vorzeitig in den Ruhestand gehen; das Ausbleiben der Periode ist dann manchmal das erste Zeichen der Wechseljahre. Von der Prämenopause sind zum Glück nur wenige Frauen betroffen. Viel häufiger ist, dass die Arbeit der Eierstöcke vorübergehend gestört wird, beispielsweise durch Zysten. Wenn sie besonders groß werden, kann das die Follikelreifung und den Eisprung stören und die Periode bleibt aus.

Keine Sorge: Für die meisten Ursachen einer Amenorrhoe gibt es eine wirksame Behandlung. Was du tun kannst, wenn du ungewollt schwanger bist, kannst du auf Seite 125 nachlesen.

38 Kann meine starke Blutung zu Eisenmangel führen?

Laut der Weltgesundheitsorganisation leidet jede fünfte Frau unter außergewöhnlich starkem Blutverlust während der Periode. Definiert ist die sogenannte *Hypermenorrhoe* als Blutverlust von mehr als 80 Millilitern. Doch die Frage, ob du zu viel blutest, ist gar nicht so leicht zu beantworten. Schließlich verschwindet das Periodenblut in Tampon, Binde oder Periodenunterwäsche. Deshalb gilt als Anhaltspunkt für den Alltag: Wenn du mehr als fünf mittelgroße Binden oder Tampons am Tag verbrauchst, ist deine Regelblutung besonders stark.

Es gibt viele Gründe für eine Hypermenorrhoe: Myome, also gutartige Knoten der Gebärmuttermuskulatur, Polypen oder eine Verhütungsspirale können ursächlich sein. Außerdem kommen Endometriosebefall der Gebärmutter oder erbliche Gerinnungsstörungen infrage. Und wie immer können die Hormone schuld sein. Bei einem Östrogenüberschuss wird die Schleimhaut der Gebärmutter besonders hoch aufgebaut, was sich ebenfalls durch eine starke Monatsblutung bemerkbar macht. Und manchmal ist es einfach Zufall, dass ausgerechnet du betroffen bist.

Bei jeder Periode gehen dem Körper 10 bis 15 Milligramm Eisen verloren. Bei einer starken Blutung sogar bis zu 40 Milligramm. Dabei ist Eisen elementar für einige Prozesse im menschlichen Körper. Gebunden in den roten Blutkörperchen ist es für den Sauerstofftransport zu unseren Organen verantwortlich. Nur selten kann der Verlust vollständig durch eine erhöhte Eisenaufnahme ausgeglichen werden. Haferflocken enthalten 4 Milligramm Eisen pro 100 Gramm. Davon werden aber über den Darm nur 10 Prozent aufgenommen. Wir müssten also monatlich 10 Kilogramm Haferflocken essen, um den Eisenverlust einer Hypermenorrhoe auszugleichen. Bemerkbar macht sich ein Eisenmangel aufgrund des fehlenden Sauerstoffs im Gehirn durch ein ständiges Schwächegefühl, Müdigkeit und Kopfschmerzen. Ohne ausreichend Eisen im Blut können wir uns nur schwer konzentrieren, unsere Haut, Lippen und Schleimhäute werden blass und Haare sowie Nägel brüchig. Falls du unter diesen Beschwerden leidest, solltest du dich ärztlich vorstellen. Eisenmangel kann einfach durch eine Blutuntersuchung festgestellt werden.

So kannst du Eisenmangel vorbeugen

In der Regel steht in der Medizin der Mann im Mittelpunkt aller Gesundheitsfragen. Forschungsarbeiten haben den 75 Kilogramm schweren Mann als Standardproband, Medikamente werden an Männern oder männlichen Labormäusen getestet und Leitlinien an männlichen Bedürfnissen ausgerichtet. Erst während der letzten Jahre rückt die sogenannte Gendermedizin die Frau und ihren Körper in den Fokus wissenschaftlicher Betrachtungen. So wissen wir heute, dass unser Eisenbedarf mit 15 Milligramm pro Tag um 50 Prozent höher als bei Männern liegt. Die Ursache ist ganz einfach der monatliche Blutverlust während der Periode. Um nicht unter Eisenmangel zu leiden, sollten besonders wir Menstruierenden auf eine eisenreiche Ernährung achten. Diese kann über tierische Produkte wie Kalbsleber, Blutwurst oder Rind- und Schweinefleisch erfolgen. Wer regelmäßig Fleisch zu sich nimmt, führt seinem Körper aber auch reichlich Cholesterin und die ungesunden gesättigten Fettsäuren zu. Eine ausgewogene pflanzenbasierte Ernährung geht mit einem geringeren Risiko für Herzinfarkte, Bluthochdruck und Fettleibigkeit einher.[15] Streichen wir Fleisch von unserem Speiseplan, dann fördern wir unsere Gesundheit. Auch über pflanzliche Erzeugnisse, wie beispielsweise Weizenkleie, welches sich hervorragend unter das morgendliche Müsli mischen lässt, können wir einem Eisenmangel optimal entgegenwirken. Mit ein paar darüber gestreuten Nüsschen und Sesamsamen ist eine gesunde Mahlzeit fertig. Außerdem sind Sojabohnen, Kichererbsen und Linsen ideale Eisenlieferanten. Auch Vollkornbrot enthält Eisen; jedoch müssten wir davon 350 Gramm täglich essen, um unseren Tagesbedarf zu decken. Die ausreichende Versorgung mit Eisen können wir nicht drei Scheiben Vollkornbrot mit Blutwurst überlassen – es kommt auf eine ausgewogene Mischung mehrerer eisenhaltiger Nahrungsmittel an. So erreichst du deine optimale Eisenversorgung:

- Nimm täglich verschiedene eisenhaltige Nahrungsmittel zu dir.
- Kombiniere Eisenlieferanten mit Lebensmitteln, die eine Eisenaufnahme fördern. Dazu gehören Obst und Gemüse mit hohem Vitamin-C-Gehalt, aber auch Knoblauch und Zwiebeln.
- Konsumiere nicht gleichzeitig Kaffee, schwarzen Tee oder Wein – sie hemmen durch enthaltene Stoffe die Eisenaufnahme.
- Erwärme oder fermentiere deine Speisen, so erleichterst du deinem Darm die Eisenaufnahme.

39 Meine Blutung kommt unregelmäßig – stimmt etwas mit meinem Hormonhaushalt nicht?

Die durchschnittliche Zyklusdauer beträgt 28 Tage. Eine Abweichung davon ist allerdings keine Seltenheit und kann einmalig oder regelmäßig in jedem Zyklus vorkommen. Ein Zyklus kürzer als 25 oder länger als 31 Tage ist nicht die Regel. Wenn dein Zyklus allerdings immer etwa 35 Tage dauert, ist das kein Grund zur Sorge und weder besser noch schlechter als bei einer Freundin, die alle 26 Tage ihre Periode hat. Es gibt unzählige Gründe, weshalb deine Periode früher oder später kommt als erwartet. In vielen Fällen liegt die Ursache in deinem Lebensstil. Stress durch einen Jobwechsel, Umzug oder veränderte Arbeitszeiten haben Einfluss auf deinen Hormonhaushalt und können hier leicht etwas durcheinanderbringen. Auch Ereignisse, die du als angenehm empfindest, können dich unbewusst stressen – eine Reise mit einem Zeitzonenwechsel oder in ein anderes Klima beispielsweise. Auch eine Änderung deiner Ernährungsgewohnheiten oder deiner sportlichen Aktivität lässt deine Hormone nicht unbeeindruckt und kann die Blutung verschieben. Wenn du dein Verhütungsmittel wechselst, ist es sehr wahrscheinlich, dass dein Körper etwas Zeit braucht, bis er einen regelmäßigen Rhythmus für die Regelblutung gefunden hat.

Ist dein Zyklus unregelmäßig, kannst du zunächst einmal überprüfen, ob es solche Veränderungen in deinem Lebensstil gab. Falls nicht, solltest du einen sehr stark schwankenden oder extrem langen Zyklus mit deiner Frauenärztin oder deinem Frauenarzt besprechen, um zu klären, ob eine hormonelle Störung zugrunde liegt. So führt beispielsweise das Polyzystische Ovarialsyndrom, das wir auf Seite 188 genauer unter die Lupe nehmen, typischerweise zu einer verzögerten Regelblutung. Um deinen Zyklus besser kennenzulernen und die Einflüsse zu beobachten, denen er unterliegt, kannst du eine Zyklus-App verwenden.

Worauf du bei der Nutzung von Zyklus-Apps achten solltest

Millionen Menschen weltweit nutzen Zyklus-Apps. Das ist praktisch, denn bei der Frage »Wann war denn die letzte Periode?« reicht ein kurzer Blick in den Zykluskalender der App aus. Die Informationen, die in den Apps abgefragt werden, beschränken sich jedoch nicht auf die Blutungstage. Es wird nach Begleitsymptomen wie Unterbauchschmerzen und Stimmungsschwankungen gefragt. Auch sensibelste Daten wie zu deiner Libido oder dem Wunsch nach einer Schwangerschaft werden teilweise gefordert. Das Paradoxe: Je mehr Daten abgefragt werden, desto eher erweckt es den Anschein, dass die App genau arbeitet. Die meisten dieser Daten nehmen aber keinen Einfluss auf die in der App getroffenen Vorhersagen. 18 von 23 Zyklus-Apps haben bei Stiftung Warentest 2017 mit der Note mangelhaft abgeschnitten. Denn ein Großteil der Apps trifft Vorhersagen über deinen Zyklus allein auf Basis statistischer Mittelwerte, was sehr ungenau ist. Präsentiert werden diese Schätzwerte dann wie feststehende Fakten. Wenn du die App zur Verhütungsunterstützung nutzen möchtest, ist also besondere Vorsicht geboten. Wenn die Grundlage der

Vorhersagen nicht auf der natürlichen Familienplanung (NFP) basiert, wie auf Seite 94 beschrieben, können sie nicht genau sein.

Eine Studie der Electronic Frontier Foundation von 2017 fand außerdem heraus, dass ein Großteil der Zyklus-Apps Tracking durch Google und Facebook zulässt.[16] Das Geschäft mit deinen Daten ist sehr lukrativ: Besonders die Daten von Schwangeren werden teuer gehandelt, um individualisierte Werbung zu schalten. Achte bei der Auswahl deiner Zyklus-App daher unbedingt auf den Umgang mit deinen privaten Daten und die Sicherheit der App.

»Drip« ist eine datenschutzfreundliche Zyklus-App, die sich die wissenschaftlich belegte Methode der NFP zunutze macht. Die Vorhersagen sind daher sicher und alle Daten verbleiben auf deinem Endgerät. Informationen, wie der Wunsch nach einer Schwangerschaft, bleiben so bei dir und den Menschen, mit denen du sie teilen möchtest.

40 Kann die Coronaimpfung Auswirkungen auf meinen Zyklus haben?

Heftiger, länger oder später als sonst – viele Frauen berichteten nach einer Impfung gegen das Coronavirus von Veränderungen ihrer Menstruation. In den Zulassungsstudien der Impfstoffe wurde dieser Zusammenhang nicht untersucht. Erst als sich die Meldungen über Auffälligkeiten der Periode häuften, wurden wissenschaftliche Studien zu diesem Thema durchgeführt (Gendermedizin lässt grüßen). Dabei zeigte sich: Es treten tatsächlich vermehrt Zyklusstörungen nach einer Coronaimpfung auf.[17, 18] Sowohl eine Verlängerung des Zyklus als auch eine stärkere Blutung und eine verlängerte Blutungsdauer sind möglich. Ähnliches konnte auch für Frauen nach stattgehabter Coronainfektion beobachtet werden.[19] Das ist nicht weiter verwunderlich, denn wir wissen, dass Immun- und Hormonsystem eng miteinander verknüpft sind. Aber sei nicht besorgt: Die Veränderungen sind allesamt vorübergehend und im Vergleich zu den natürlichen Schwankungen des Zyklus sehr gering. Eine Einschränkung der Fruchtbarkeit entsteht daraus nicht.

41 Welche Ursache können Schmierblutungen haben?

Eigentlich erwartest du deine Periode noch nicht, aber plötzlich finden sich bräunliche oder rosafarbene Schlieren in deinem Höschen. Schmierblutungen treten oft physiologisch auf, das heißt sie deuten nicht auf eine Krankheit hin. Am häufigsten kommt die Ovulationsblutung in der Zyklusmitte vor. Springt die Eizelle Richtung Eileiter, produziert sie kein Östrogen mehr. Dieser relative Östrogenmangel kann dazu führen, dass sich ein kleiner Teil der Gebärmutterschleimhaut löst und eine Schmierblutung entsteht. Eine Schmierblutung kann auch während der zweiten Zyklushälfte auftreten, nämlich dann, wenn der Gelbkörper nicht ausreichend reift und zu wenig Progesteron bildet, um die Stabilität der Gebärmutterschleimhaut zu gewährleisten. Sie wird dann in Teilen vorzeitig abgebaut, was du als prämenstruelle Schmierblutung wahrnimmst. Das kann einmalig vorkommen oder jeden Monat aufs Neue und dann eine Ursache für Unfruchtbarkeit sein.

Unabhängig vom Zyklus treten sogenannte Kontaktblutungen auf. Kontaktblutungen entstehen, wie der Name schon sagt, durch Schleimhautkontakt während oder nach dem Geschlechtsverkehr. Es blutet der Gebärmutterhals – aber keine Sorge, er ist dann nicht versehrt. Bei Frauen im gebärfähigen Alter verschiebt sich durch den Einfluss von Östrogen Gewebe aus dem Inneren des Gebärmutterhalses auf seine Oberfläche. Dieses Gewebe ist deutlich verletzlicher als die umgebende Haut und kann daher beim Sex leicht bluten. Die Blutung ist völlig harmlos und stoppt nach kurzer Zeit, wie jede Schmierblutung, von allein.

Während des gesamten Zyklus kann es außerdem zu Schmierblutungen durch Myome, Polypen oder Endometriose kommen. Seltener sind Blutungen durch einen bösartigen Tumor am Gebärmutterhals oder des Gebärmutterkörpers. Treten bei dir wiederholt Schmierblutungen auf, die du vorher nicht kanntest, solltest du die Ursache abklären lassen.

42 Warum haben wir während der Periode Schmerzen?

Wenn du unter Periodenschmerzen leidest, kennst du es sicher: Du wirst oft nicht ernst genommen, als wehleidig, überempfindlich und hysterisch dargestellt. Aus Frust finden wir uns mit den Beschwerden ab und sprechen nicht darüber. Dabei leiden neun von zehn Frauen an Periodenschmerzen! In Studien konnte erfasst werden, dass Periodenschmerzen die Lebensqualität stark einschränken, zu schlechterem Schlaf führen und die Konzentrationsfähigkeit verschlechtern.[20] Und das jeden Monat aufs Neue! Als zu Beginn meiner Assistenzarztzeit eine Frau mit Periodenschmerzen in die Notaufnahme gefahren wurde, konnte ich das nicht so recht glauben. Menstruationsschmerzen, die so extrem sind, kannte ich von mir nicht. Inzwischen habe ich einige Patientinnen aufgrund ihrer Periodenkrämpfe ohnmächtig werden sehen, eine Exitstrategie des Körpers, wenn die Schmerzen nicht mehr anders auszuhalten sind. Ein Londoner Professor für Gynäkologie bezeichnete die krampfartigen Schmerzen einmal als »fast so schlimm wie ein Herzinfarkt«.[21] Und das trifft es ganz gut.

Man unterscheidet zwischen primären und sekundären Periodenschmerzen: Primäre Periodenschmerzen entstehen durch das rhythmische Zusammenziehen der Gebärmutter. Ausgelöst durch das Hormon Prostaglandin krampft der Gebärmutterkörper, um die Schleimhaut im Inneren durch den engen Gebärmutterhals nach außen abzustoßen. Durch diesen Muskelkrampf und die damit einhergehende Engstellung der versorgenden Gefäße wird die Blutzufuhr zur Gebärmutter kurzzeitig unterbrochen. Kein Blut bedeutet kein Sauerstoff und die Gebärmutter gerät in die sogenannte Ischämie. Diese kurzzeitigen Phasen von Sauerstoffunterversorgung sind die Ursache für den von uns wahrgenommenen Unterbauchschmerz. Je mehr Prostaglandin vorhanden ist, desto stärker sind die Krämpfe und damit auch die Schmerzen.

Sekundäre Regelschmerzen treten oft erst im Verlauf des Lebens aufgrund einer bestimmten Erkrankung auf. Häufig liegt eine Endometriose zugrunde, auch Myome oder Verwachsungen im Bauchraum nach Operationen können dahinterstecken. Während manche Frauen nur ein leichtes Ziehen spüren, krümmen sich andere vor Schmerz. Eine Ausstrahlung vom Unterbauch Richtung Rücken oder in die Beine ist häufig.

Die Frage, welche Regelschmerzen noch »normal« sind, lässt sich daher nicht so einfach beantworten. Was grundsätzlich gilt: Du musst Periodenschmerzen nicht aushalten! Wenn regelmäßig Schmerzen während deiner Periode auftreten, solltest du das ernst nehmen und dich ärztlich vorstellen.

Das hilft bei Regelschmerzen und Periodenkrämpfen

Durchschnittlich 500-mal in unserem Leben werden wir durch die Periode ausgebremst. Wir quälen uns am Morgen aus dem Bett, schleppen uns unter krampfigen Unterbauchschmerzen zur Arbeit und sagen am Abend unsere Verabredung ab. Am liebsten würden wir den ganzen Tag mit Wärmflasche auf der Couch verbringen. Doch hilft das wirklich?

Ich gebe Betroffenen diese Ratschläge:

- Entgegen dem Impuls, auf der Couch zu liegen, sollten wir uns während der Periode viel bewegen. Sport aller Art, insbesondere Yoga, hilft, Regelschmerzen zu lindern.
- Wärme in Form von Wärmflaschen, Kirschkernkissen oder Wärmepad (gibt es auch im Slip integriert) tut gut.
- Bauchmassagen können helfen. Streiche mit sanftem Druck und in kreisförmigen Bewegungen über den Unterbauch, am besten mit ein paar Tropfen duftendem Massageöl. Hierbei kannst du deine Partnerin oder deinen Partner einbeziehen.
- In Form einer warmen Tasse Tee können dir Brennnessel, Frauenmantel und Schafgarbe deine Periode erleichtern.
- Mönchspfeffer *(Agnus castus)* ist eine Heilpflanze, deren Frucht den Progesteronspiegel stabilisieren kann. Sie wirkt effektiv bei Regelschmerzen. Du erhältst sie in Form von Tabletten, Kapseln oder Tropfen rezeptfrei in der Apotheke. Eine Einnahme sollte bestenfalls ärztlich abgesprochen werden.
- Entspannungstechniken oder geführte Meditationen können Teil deiner Schmerzbewältigungsstrategie sein.

- Effektiv ist die Elektrostimulation durch TENS-Geräte. Hierbei werden zwei Elektroden auf deinem Unterbauch aufgeklebt, welche in regelmäßigen Abständen Stromimpulse abgeben. Diese Stromimpulse besetzen die Schmerzsensoren im Gehirn, sodass es gewissermaßen von den Periodenschmerzen abgelenkt wird. TENS-Geräte gibt es auf Rezept in deiner Gynpraxis.
- Manchmal geht es nicht ohne Schmerzmittel. Besonders die Gruppe der nichtsteroidalen-Antiphlogistika, also Entzündungshemmer, lindert den Schmerz wirksam. Möchtest du diese regelmäßig einnehmen, kann ein zusätzlicher Magenschutz Sinn machen. Auch krampflösende Mittel wirken effektiv gegen Regelschmerzen.

43 Was sind typische Beschwerden beim Prämenstruellen Syndrom (PMS)?

Die Tage vor den Tagen sind nicht die besten im Monat. Fühlen wir uns in der Follikelphase ausgeschlafen, voller Tatendrang und noch dazu strahlend schön, leiden Stimmung und Selbstbewusstsein nach dem Eisprung merklich. Die mit dem Eisprung verbundenen hormonellen Schwankungen bewirken, dass die Stimmung prämenstruell auf ihrem Tiefpunkt ist. Bei jeder fünften Frau steckt allerdings eine ernstzunehmende Erkrankung dahinter, das Prämenstruelle Syndrom oder kurz PMS. PMS ist ein Komplex aus verschiedenen Beschwerden, die regelmäßig in der zweiten Zyklushälfte auftreten. Dabei sind neben der Stimmung das Verhalten und

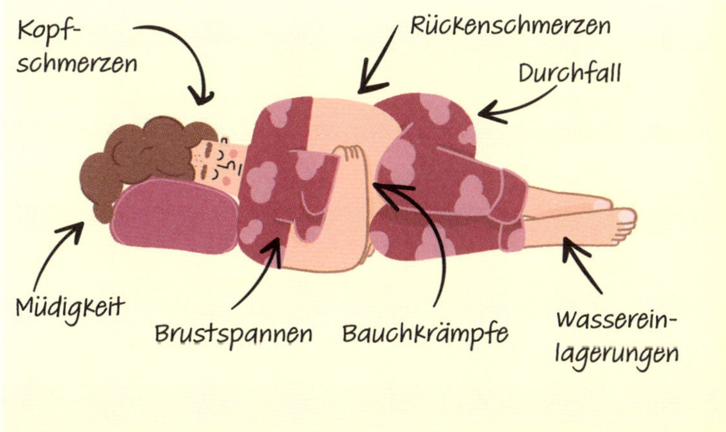

PMS bringt körperliche Beschwerden, wie Kopf- und Rückenschmerzen, Bauchkrämpfe, schmerzempfindliche Brüste und Erschöpfung, mit sich.

körperliche Funktionen beeinträchtigt. Die Liste der möglichen Symptome ist lang, meist treten aber nicht alle Beschwerden gleichzeitig auf. Während manche Frauen von Heißhungerattacken überrumpelt werden und jeden Abend eine Tafel Schokolade verschlingen, stehen bei anderen eine ausgeprägte Reizbarkeit und Aggressivität im Vordergrund. Das häufigste Symptom bei PMS ist Schmerz. Als würden wir mit den Periodenkrämpfen nicht genug leiden, können Kopf- und Rückenschmerzen vor der Periode zur Qual werden. Die Brüste können sich in dieser Zeit anfühlen wie zwei Luftballons kurz vor dem Platzen. Sie spannen besonders beim Sport und in der Nacht. Progesteron sorgt nicht nur für vermehrte Wassereinlagerungen in den Brüsten, sondern auch in den Beinen und am Bauch. Man kommt sich allgemein aufgedunsen vor. Außerdem reagiert der Magendarmtrakt sehr sensibel auf die Hormonschwankungen. Sein Unbehagen macht er mit Durchfall und Übelkeit in den Tagen vor der Periode deutlich. Manchmal sind die PMS-Beschwerden so heftig, dass sie es unmöglich machen, den Alltag zu bestreiten.

Müdigkeit, Antriebslosigkeit sowie eine depressive Verstimmung erschweren die Zeit zusätzlich. Der einzige Unterschied zur Diagnose Depression ist, dass sich die Beschwerden bei PMS auf die Tage vor der Menstruation beschränken. Während dieser Tage sind Betroffene und ihre sozialen Beziehungen aber genauso stark belastet. Da kommt die Menstruation oft wie eine Erlösung daher, da mit ihr zunächst alle Symptome abklingen.

44 Sind das Stimmungsschwankungen oder ist das schon PMS?

Alle Frauen unterliegen den Hormonschwankungen des Zyklus. Warum die einen PMS bekommen und andere nicht, ist unbekannt, denn PMS ist nicht gut erforscht. Das kann einen bei der hohen Anzahl Betroffener durchaus erstaunen und lässt die Vermutung zu, dass es anders aussehen würde, wären Männer von dieser Erkrankung betroffen. Da auch Medizinerinnen und Mediziner die Ursache nicht kennen, gibt es keine spezielle Untersuchung, wie einen Bluttest, nach der man sicher sagen könnte:

Du hast PMS. Eine Diagnose wird daher rein klinisch gestellt, das heißt auf Beschreibungen der Betroffenen basierend. Das macht es mitunter schwierig zu unterscheiden, ob PMS hinter deinen Beschwerden steckt oder eine ganz andere Erkrankung mit ähnlichen Symptomen. Je präziser die Beschreibung deiner Beschwerden ist, desto leichter kann die richtige Diagnose gestellt werden. Deshalb solltest du mindestens zwei Zyklen genau beobachten und deine Beschwerden dokumentieren. Um die Diagnose PMS zu stellen, muss ausgeschlossen werden, dass die Beschwerden in der ersten Zyklushälfte auftreten. Bedingung ist, dass sie regelmäßig, in jedem Zyklus vorkommen und dich in deinem Alltag einschränken. Mit deiner Dokumentation erleichterst du es außerdem, die geeignete Therapie für dich zu finden. Die unterscheidet sich nämlich je nachdem, welche Symptome bei dir im Vordergrund stehen. Besprich deine Beobachtungen dann in einem Extra-Termin mit deiner Frauenärztin oder deinem Frauenarzt. Denn zwischen Vorsorgeabstrich und Brustabtasten bleibt dafür nicht ausreichend Zeit.

Übrigens: PMS-Beschwerden sind nicht unbedingt ab der ersten Periode da. Oft treten sie erst Ende der Zwanziger oder nach einer Geburt auf und nehmen über die Jahre an Intensität zu. Da die Pille die Beschwerden lindert und daher auch als Therapie eingesetzt wird, bemerken viele Frauen, die schon seit ihrer Jugend die Pille nehmen, die Symptome erstmals nach dem Absetzen.

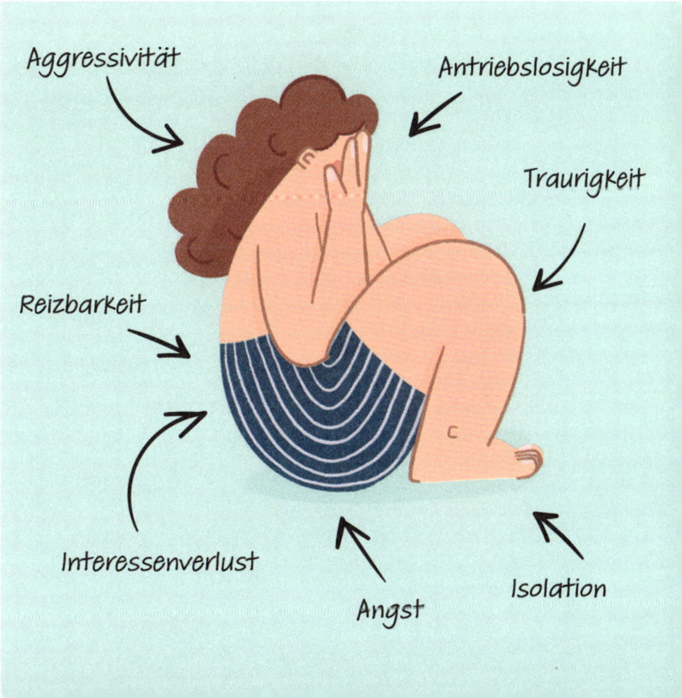

Auch psychische Beschwerden können durch PMS verursacht werden.

Dein PMS wirksam behandeln

PMS kann nicht geheilt werden. Aber du kannst für dich einen Weg finden, damit umzugehen. Dazu ist es zunächst wichtig, die Erkrankung beim Namen zu nennen und zu wissen, mit welchen Beschwerden sie einhergeht. Wenn du dich um deine seelische und körperliche Gesundheit kümmerst, hast du größeren Einfluss auf dein Wohlbefinden als dein Menstruationszyklus!

- **Erlerne eine Entspannungstechnik:** Egal ob Atemübungen, Meditation oder progressive Muskelrelaxation – Entspannung hilft dir, dein PMS auszubremsen. Inzwischen gibt es viele kostenlose Apps, Podcasts und Videos, die dir dabei helfen.
- **Bewege dich:** Du musst keine ambitionierte Joggerin werden, dreimal die Woche moderate Bewegung für mindestens 20 Minuten reicht aus. Das kann alles sein: ein Tanzkurs, ein Spaziergang im Wald oder ein Workout im Wohnzimmer. Mache am besten die Sportart, die dir in dem Moment guttut und denke dran, dass es nicht um Leistung, sondern um dein Wohlbefinden geht.
- **Schlafe ausreichend:** Vor der Periode benötigen wir mehr Schlaf, um uns fit und leistungsfähig zu fühlen. Gönne dir und deinem Körper mindestens sieben Stunden Schlaf pro Nacht.
- **Reduziere koffeinhaltigen Getränke:** Das lindert die Beschwerden, ganz besonders die Brustschmerzen.
- **Meide Alkohol:** Auf Alkohol zu verzichten ist immer gesund, vor deiner Periode umso mehr. In Studien konnte herausgefunden werden, dass PMS-Symptome dadurch weniger stark ausgeprägt sind.[22]
- **Vermeide Heißhungerattacken:** Die kurzfristige Zuckeraufnahme verschafft zwar für den Moment Erleichterung, weil auf einen Schlag Unmengen Glückshormone ausgeschüttet werden, die fallen nach kurzer Zeit aber genauso rasch wieder ab.

Es gibt einige Vitamine und Nahrungsergänzungsmittel, die in Studien einen positiven Effekt auf PMS-Symptome gezeigt haben:

- **Mönchspfeffer** kennen wir bereits aus der Therapie von Periodenschmerzen; er wird auch gerne bei PMS-Beschwerden eingesetzt. Empfohlen werden 20 Milligramm am Tag.
- **Kalzium,** das du über Milch und Joghurt, aber auch grünes Gemüse wie Spinat, Brokkoli oder Grünkohl zu dir nehmen kannst, hilft nachweislich bei PMS. Eine zusätzliche Einnahme von 500 Milligramm Kalzium am Tag deckt deinen erhöhten Kalziumbedarf in der Lutealphase.[23, 24]
- **Vitamin D,** das Sonnenhormon, kann als Tropfen oder Tabletten in der Drogerie gekauft werden. Eine Dosis von 1000 bis 2000 IE täglich kann deine PMS-Symptome lindern.[25]
- **Vitamin-B6** kannst du über Kapseln zuführen, sie haben den gleichen Effekt.[26] Aber Vorsicht: Eine Überdosierung kann zu schweren Nervenschädigungen führen. Eine tägliche Dosis von 50 Milligramm darf daher auf keinen Fall überschritten werden!

Bei bestehenden Beschwerden kann eine medikamentöse Behandlung nötig werden. Wende dich hierfür an deine gynäkologische Praxis.

PMS extrem – die Prämenstruelle dysphorische Störung

Von der WHO erst 2019 als eigenständige Erkrankung anerkannt, beschreibt die prämenstruelle dysphorische Störung (PMDS) die schwerste Form von PMS, welche mit einem massiven Leidensdruck einhergeht. Dabei stehen vor allem die psychischen Beschwerden wie Angst, Reizbarkeit und depressive Verstimmung im Vordergrund. Körperliche Symptome können ebenfalls auftreten, spielen aber eine untergeordnete Rolle. Etwa drei bis acht Prozent der Frauen im reproduktionsfähigen Alter sind betroffen und haben ein erhöhtes Risiko, im Lauf ihres Lebens eine andere psychiatrische Erkrankung zu entwickeln.[27]

4

VERHÜTUNG

MIT ODER OHNE HORMONE?

Spoiler: Die perfekte Verhütungsmethode gibt es nicht. Keine der Möglichkeiten ist 100 Prozent sicher, ohne Nebenwirkungen, easy in der Handhabung und nicht spürbar beim Sex. Solange das so ist, geht es darum, die Methode zu finden, die zu deinen persönlichen Lebensumständen am besten passt. Weil diese Suche mitunter ziemlich anstrengend sein kann, begleite ich dich mit den wichtigsten Informationen. Und das gilt natürlich auch für den Fall, dass deine Verhütung versagt hat.

BARRIEREMETHODEN – KLASSIKER DER VERHÜTUNG

Zu einer Schwangerschaft kommt es nur, wenn Eizelle und Samenzelle sich treffen. Gibt es auf dem Weg zu diesem Rendezvous ein Hindernis, findet keine Befruchtung statt. Barrieremethoden machen genau das – sie wirken rein mechanisch ganz ohne Hormone. Besonders praktisch: Sie müssen nur zum Zeitpunkt des Geschlechtsverkehrs verwendet werden und verhüten bei richtiger Anwendung eine ungewollte Schwangerschaft sehr sicher.

45 Woher weiß ich, wie sicher ein Verhütungsmittel ist?

Als Maß für die Sicherheit einer Verhütungsmethode dient der Pearl-Index (PI). Der PI gibt an, wie viele von 100 Frauen schwanger werden, wenn sie ein Jahr lang die gleiche Verhütungsmethode anwenden. Je niedriger der PI ist, desto sicherer ist also das Verhütungsmittel. Der PI des *Coitus interruptus* beträgt beispielsweise 18. Des was? *Coitus interruptus* bezeichnet das Herausziehen des Penis aus der Vagina kurz vor der Ejakulation. PI 18 bedeutet, dass von 100 Frauen, die über 12 Monate diese Methode (die keine wirkliche Verhütungsmethode ist) anwenden, 18 schwanger werden. Ohne Verhütung werden 85 von 100 Frauen innerhalb eines Jahres schwanger — vorausgesetzt sie haben regelmäßig Sex. Und hier liegt die Schwierigkeit, denn der PI für ein Verhütungsmittel wird häufig unterschiedlich angegeben. Diese Abweichungen haben zwei Gründe: Die Häufigkeit des Geschlechtsverkehrs und die fehlerhafte Anwendung der Methode. So schwankt der PI für das Kondom zwischen 0,4, was sehr sicher ist, und 12 – beinahe wie beim *Coitus interruptus*. Was man bei der Anwendung des Kondoms alles falsch machen kann und wie es richtig geht, erfährst du gleich.

46 Kann ein Kondom wirklich platzen?

Seit fast 200 Jahren werden die beliebten Latexgummis zur Verhütung eingesetzt. Sie sind der einzig sichere Schutz vor sexuell übertragbaren Erkrankungen. Inzwischen gibt es sie in allen denkbaren Farben, Größen und Geschmacksrichtungen zu kaufen. Das Prinzip ist denkbar einfach: Das Sperma wird durch ein Reservoir am Ende des Kondoms aufgefangen, die Samenzellen können nicht in die Vagina vordringen und eine Eizelle befruchten. Aber was ist zu tun, wenn das Kondom platzt?

»Platzen« ist vielleicht eine etwas irreführende Bezeichnung. Aber es stimmt, Kondome können reißen. Ursache ist in den seltensten Fällen ein Materialfehler. Anwendungsfehler dagegen kommen oft vor und sind der häufigste Grund, eine Notfallverhütung, wie die »Pille danach«, einzunehmen. Ein Anwendungsfehler besteht beispielsweise, wenn das Kondom zu klein gewählt wurde. Die Kondomgröße bemisst sich an dem Umfang des erigierten Penis und ist auf jeder Kondompackung zu finden. Wird das Kondom zu groß gewählt, besteht das Risiko, dass es abrutscht und auf diese Weise Samenflüssigkeit in die Vagina gerät. Der häufigste Grund für ein »geplatztes« Kondom liegt aber im Überziehen. Damit das Sperma im Kondom ausreichend Platz hat, muss das Reservoir am Ende des Kondoms während des Überrollens mit Daumen und Zeigefinder zugedrückt werden. Andernfalls macht sich dort Luft breit. Schießt dann die Samenflüssigkeit aus dem Penis, prallt sie auf die mit Luft gefüllte Kammer, der Druck wird zu hoch und das Kondom reißt. Sollte das Kondom aus einem der genannten Gründe versagt haben, kann eine Notfallverhütung und eine Testung auf Geschlechtskrankheiten nötig werden.

Anwendungsfehler bei der Kondomnutzung vermeiden

Ein sicherer Schutz vor einer Schwangerschaft und sexuell übertragbaren Erkrankungen ist nur bei richtiger Verwendung des Kondoms gewährleistet.

- Verwende nur Kondome, die ein CE-Siegel tragen. Diese Kennzeichnung bestätigt, dass das Kondom alle wichtigen Anforderungen erfüllt.
- Lagere das Kondom bei Raumtemperatur. Hitze und häufige Temperaturwechsel lassen Kondome brüchig werden.
- Nimm das Kondom vorsichtig aus der Verpackung. Aufschneiden oder Reißen mit scharfen Fingernägeln kann das Kondom beschädigen.
- Vergewissere dich vor dem Überrollen, welche Seite nach außen gehört. Falls das Kondom falsch herum aufgesetzt wurde, solltest du ein Neues verwenden.
- Drücke während des Überrollens das Reservoir zu, um Platz für das Ejakulat zu lassen.
- Verwende nur wasserlösliches Gleitgel. Öle greifen den Latex an und machen ihn spröde.
- Nach der Ejakulation sollte der Penis, solange er noch steif ist, aus der Vagina gezogen werden. Das Kondom solltest du dabei am Schaft festhalten, um ein Abrutschen zu verhindern.

47 Ist ein Diaphragma die passende Verhütungsmethode für mich?

Ein Diaphragma sieht aus wie ein Beanie, nur aus Silikon. Es wird ähnlich wie die Menstruationstasse in die Vagina eingeführt und vor dem Gebärmutterhals platziert. Vor dem Einführen wird das Diaphragma auf der Innenseite und dem Rand mit einem Verhütungsgel bestrichen. Die Spermien auf ihrem Weg in die Gebärmutter werden doppelt ausgebremst: durch die Silikonkappe und die im Gel enthaltene Milch- oder Zitronensäure. Liegt es richtig, wird es weder von dir noch von deinem Partner gespürt.

Einsetzen kannst du das Diaphragma frühestens zwei Stunden vor dem Sex, ansonsten verliert das Gel seine Wirksamkeit. Wer kann das schon so genau timen? Du kannst es auch direkt davor, genau wie beim Kondom, einsetzen. Erst sechs bis acht Stunden nach dem Sex kannst du es heraus-

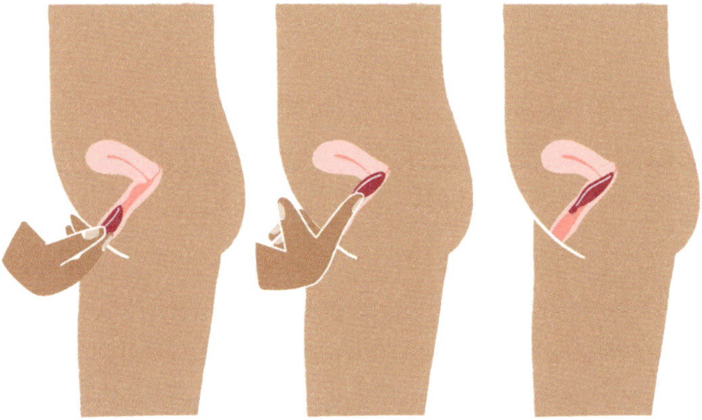

Für den optimalen Schutz muss das Diaphragma richtig sitzen.

nehmen und anschließend einfach mit Wasser abspülen. Kommt es in der Zwischenzeit zu einer zweiten Runde, verlängert sich dieser Zeitraum.

Die runden, sogenannten Singa-Diaphragmen gibt es in mehreren Größen. Welche die richtige für dich ist, zeigt dir deine Frauenärztin oder dein Frauenarzt. Oder du wählst das Caya-Diaphragma, es ist in der Apotheke erhältlich und passt sich aufgrund der ovalen Form in der Größe an. Verwenden kannst du die Diaphragmen beider Formen jeweils für zwei bis drei Jahre. Der Pearl-Index wird mit 1 bis 20 angegeben und zeigt: Das Einsetzen des Diaphragmas erfordert Übung. Nur wenn es richtig sitzt und das Gel nicht vergessen wird, kann es seine volle Wirkung entfalten. Das Diaphragma passt optimal zu dir, wenn du hormonfrei verhüten und dir, außer an den Tagen, an denen du Sex hast, keine Gedanken über Verhütung machen willst.

48 Wann sollte man ein Lecktuch verwenden?

Durch Sex kannst du dich mit Geschlechtskrankheiten anstecken; deshalb schützt du dich mit einem Kondom. Sexuell übertragbare Erreger sitzen aber nicht nur in der Schleimhaut der Vagina und des Penis, sondern fühlen sich auch im Mund sehr wohl und können deshalb beim Oralsex übertragen werden. Um dich und deine Partnerinnen und Partner vor einer Ansteckung zu schützen, solltest du auch beim lustvollen Spiel mit der Zunge an Verhütung denken. Das geht ganz einfach mit einem Lecktuch. Lecktücher (auch Dental Dums genannt) bestehen wie Kondome aus Latex und sind hauchdünn, circa 20 Zentimeter breit und in verschiedenen Geschmacksrichtungen erhältlich. Über die Vulva oder den Anus ausgebreitet, verringern sie das Risiko einer Übertragung von Keimen wie Herpes-Viren oder Humanen Papillomaviren (HPV) effektiv. Genau wie beim Blasen das Kondom sollte beim Lecken das Tuch eine Selbstverständlichkeit für dich sein. Dental Dums sind anders als Kondome nicht in der Drogerie erhältlich. Meist aber braucht man sie spontan und hat sie nicht schon Tage vorher im Internet bestellt. Du kannst dir aber aus einem Kondom ganz einfach selbst ein Lecktuch basteln: Kondom aufrollen, Spitze ab und der Länge nach aufschneiden, fertig.

Einige Frauen berichten von einer Vorliebe für Lecktücher zur Luststeigerung. Ein direkter Kontakt zwischen Zunge und der empfindlichen Klitoriseichel kann zur Überreizung führen und daher als unangenehm empfunden werden. Ein Lecktuch dämpft die Berührungsempfindung ab und deine Genitalkörperchen werden nicht mit Input überflutet. Besonders bewährt hat sich das bei Oralsex mit Bartträgern. Klingt komisch? Probiere es mal aus und bilde dir deine eigene Meinung.

NATÜRLICHE FAMILIENPLANUNG – KÖRPER UNTER BEOBACHTUNG

Viele wünschen sich eine hormonfreie Verhütung, die nicht das Überziehen eines Kondoms oder das umständliche Einführen des Diaphragmas beinhaltet. Vor allem in langfristigen Partnerschaften, in denen der Fokus auf der Schwangerschaftsverhütung liegt, sehnen sich viele nach einer Alternative. Bei der natürlichen Familienplanung (NFP), auch symptothermale Methode genannt, werden körperliche Merkmale während des Zyklus beobachtet, um fruchtbare von unfruchtbaren Tagen zu unterscheiden.

49 Wie kann mir meine Körpertemperatur bei der Verhütung helfen?

Schwankungen der Körpertemperatur und Veränderungen des Zervixschleims kommen bei allen Frauen während des Zyklus vor. Sie werden mit dem Ziel dokumentiert, den Tag des Eisprungs einzugrenzen. Durchschnittlich ist zwar jeder Zyklus 28 Tage lang, aber die Variabilität ist enorm. Außerdem schwankt die Zykluslänge bei der Mehrzahl der Frauen von Mal zu Mal – der Eisprung lässt sich daher nicht einfach nach dem Kalender festlegen. Fruchtbar bist du außerdem nicht nur am Tag deines Eisprungs, sondern in einem Zeitfenster von bis zu sechs Tagen. Die Eizelle kann zwar nur innerhalb von etwa 18 Stunden befruchtet werden, die Spermien überleben jedoch bis zu fünf Tage in der Gebärmutter. Wenn du eine Schwangerschaft vermeiden möchtest, solltest du entsprechend der symptothermalen Methode in dieser Zeit auf Sex verzichten oder ein Kondom verwenden.

Wie bestimmt man die fruchtbaren Tage genau? Während des Zyklus sind zwei Temperaturniveaus vorhanden: In der ersten Zyklushälfte ist die Körpertemperatur etwas niedriger, um dann mit der Progesteronproduktion während der zweiten Zyklushälfte um etwa 0,2 bis 0,4 Grad Celsius anzusteigen. Die Körpertemperatur sollte vor dem Aufstehen im After oder Ohr gemessen werden. Die Körpertemperatur allein reicht aber nicht aus, um den Eisprung sicher vorherzusagen. Zusätzlich wird der Zervixschleim, der den Gebärmutterhals verschließt, genau beobachtet. Er verändert während des Zyklus seine Farbe und Konsistenz. Nach der Periode ist er cremig weiß und dickflüssig. Je näher der Eisprung rückt, desto flüssiger und durchsichtiger wird er. Außerdem wird er »spinnbar«, das heißt er lässt sich zwischen zwei Fingern in die Länge ziehen wie Kaugummi. Ist der Eisprung vorüber, wird er wieder fest, um ein Eindringen der Spermien zu verhindern. Wie soll man diesen Schleim nun beobachten, wenn er am Ende der Vagina sitzt? Man tastet mit dem Zeigefinger den Gebärmutterhals, an dem der Schleim kontinuierlich abgesondert wird. Nach dem Rausziehen des Fingers kann die Konsistenz des Schleims zwischen Daumen und Zeigefinger getestet und notiert werden. Durch die Kombination der beiden Beobachtungen lässt sich die fruchtbare Phase zuverlässig bestimmen.

Leider sind viele Studien zur Sicherheit der natürlichen Familienplanung von mäßiger Qualität. Die angegebenen Schwangerschaftsraten bei NFP-Anwenderinnen variieren von Studie zu Studie sehr stark.[28] Aktuell geht man von einem PI zwischen 0,3 und 2,3 aus.[29] Damit ist die symptothermale Methode ähnlich sicher wie die Kupferspirale. Das gilt natürlich nur, wenn während der fruchtbaren Tage kein ungeschützter Sex stattfindet.

50 Ist die natürliche Familienplanung als Verhütungsmethode für mich geeignet?

Die natürliche Familienplanung ist spannend, wenn du nicht hormonell verhüten möchtest. Voraussetzung, um die NFP als sichere Methode anzuwenden, ist die Bereitschaft, dich mit deinen körperlichen Veränderungen während des Zyklus täglich auseinanderzusetzen. Von vielen Anwenderinnen wird die damit einhergehende Stärkung des Körperbewusstseins als sehr positiv erlebt. Viele bekommen durch die Methode nach jahrelanger Anwendung der Pille das erste Mal ein Gefühl für ihren Zyklus. Zum Erlernen musst du etwas Zeit und Geduld mitbringen. In der Regel dauert es drei Zyklen, bis du ausreichend Erfahrung hast, deine Beobachtungen und Störfaktoren richtig zu deuten. Das heißt, dass erst dann die zuverlässige Verhütung möglich ist. Wenn du nach einem sicheren Schutz ab Tag eins suchst, ist die NFP nichts für dich. Entgegen manchen Behauptungen kann NFP auch bei unregelmäßigen Zyklen angewendet werden. Schließlich wird der Eisprung nicht berechnet, sondern anhand der Veränderungen deines Körpers bestimmt. Dabei ist es egal, an welchem Tag der Eisprung stattfindet – Temperatur und Zervixschleim verändern sich immer auf die gleiche Weise. Eher ungeeignet ist die Methode bei sehr langen Zyklen. Der Zeitraum der fruchtbaren Tage kann dann nicht eng abgesteckt werden und unter Umständen muss an über der Hälfte der Tage im Zyklus zusätzlich verhütet werden. Wer kein Kondom oder Diaphragma verwenden möchte, muss während der fruchtbaren Tage auf penetrativen

So kannst du die natürliche Familienplanung erlernen

Die symptothermale Methode ist nicht in ein paar Sätzen erläutert. Es braucht dafür einen Kurs bei ausgebildeten Beraterinnen und Beratern, in dem alle wichtigen Fakten vermittelt werden. Es ist auch möglich, die Methode zu Hause über ein Buch zu erlernen, *Natürlich und sicher* ist dafür sehr gut geeignet.[30] Kontakte zu ausgebildeten Expertinnen und Experten findet man über die Arbeitsgruppe Natürliche Familienplanung unter www.sensiplan.de.

Vorsicht gilt bei sogenannten NFP-Apps, die versprechen, die Bewertung deiner fruchtbaren Tage für dich zu übernehmen. Einige haben aber einen undurchsichtigen Algorithmus hinterlegt, andere verwenden nur die Temperaturmessung zur Berechnung des Eisprungs und sind damit unsicher. Nur wenige Apps arbeiten tatsächlich mit der symptothermalen Methode. Dazu gehören Lady Cycle, Lily, myNFP und Neome. (Anmerkung: Zum Thema Apps gibt es allerdings keine unabhängigen Effektivitätsstudien. Das bedeutet: NFP ist sicher, wenn vor der Anwendung eine qualifizierte Beratung erfolgt ist und mit Stift und Kalender dokumentiert wird. Ob sich das jedoch auf die Anwendung in einer App übertragen lässt, wurde bisher nicht bewiesen.)

Geschlechtsverkehr verzichten. Ein Vorurteil gegenüber NFP ist, dass man einen geregelten Tagesablauf haben muss, um sie anwenden zu können. Bei gewissenhafter Dokumentation von Körpertemperatur und Zervixschleim ist sie auch anwendbar, wenn du beispielsweise Schicht arbeitest oder Studentin bist und nicht jeden Tag zur gleichen Uhrzeit aufstehst. Natürlich können Stress oder Erkrankungen den Zyklus und damit die körperlichen Veränderungen beeinflussen. Allerdings wirst du lernen, diese Störfaktoren und deren Einfluss auf deine Messungen zu bewerten.

Das erlernte Wissen kann, sobald ein Kinderwunsch besteht, auch genutzt werden, um die Wahrscheinlichkeit einer Schwangerschaft zu erhöhen. Außerdem lernst du dich und deine Bedürfnisse besser kennen. Wann hast du besonders viel Lust? An welchen Tagen ist deine Stimmung eher schlecht? Der Zusammenhang zwischen deinem Wohlbefinden und deinem Zyklus wird dir deutlicher und dieses Wissen kann mit Partnerinnen und Partnern geteilt werden.

Wenn du dich für NFP entscheidest, musst du sie gewissenhaft anwenden. Hin und wieder die Körpertemperatur zu messen und auf die Berechnung des Eisprungs irgendwann um den 14. Tag des Zyklus zu vertrauen, geht schief. Wenn du keine Lust hast, dich so intensiv mit dem Zyklus zu beschäftigen, gibt es ja zum Glück Verhütungsalternativen.

HORMONSPIRALE, KUPFERSPIRALE ODER KETTE – SICHER IST SICHER

Schon als Jugendliche müssen wir uns mit dem lästigen Thema Verhütung befassen, das uns bis in die Wechseljahre begleitet. Nicht täglich an Verhütung denken müssen – diesen Komfort bieten die Spirale und die Kupferkette. Einmal in die Gebärmutter eingesetzt, haben wir erst einmal für ein paar Jahre Ruhe. Wie das genau funktioniert und für wen diese Methoden geeignet sind, erkläre ich dir.

51 Wie funktioniert die Hormonspirale?

Eine Hormonspirale besteht aus einem T-förmigen Kunststoffkörper und einem dünnen Rückholfaden. Sie ist mit dem Hormon Levonorgestrel (ein Gestagen) gefüllt. Nach dem Einlegen gibt sie über einen Zeitraum von drei bis sechs Jahren jeden Tag die gleiche Menge Hormon frei. Da das ohne dein Zutun passiert, sind keine Anwendungsfehler möglich, was die Spirale mit einem PI von 0,16 bis 0,33 sehr sicher macht. Levonorgestrel ist ein künstliches Hormon, das in seiner Funktion dem Schwangerschaftshormon Progesteron ähnelt, welches natürlicherweise in der zweiten Zyklushälfte ausgeschüttet wird. Levonorgestrel entfaltet seine Wirkung nicht zentral, sondern peripher. Das klingt für dich zu abstrakt? Das bedeutet einfacher ausgedrückt: Die Spirale wirkt an Ort und Stelle, nämlich in der Gebärmutter. Die tägliche Hormondosis ist zu niedrig, um die weit entfernte hormonelle Schaltzentrale, die Hypophyse, zu erreichen. Dadurch wird die allgemeine Regulierung deiner Geschlechtshormone also nicht gestört.

Die lokale Wirkung des Levonorgestrel beruht auf einer starken Verdickung des Schleims im Gebärmutterhals. Die Spermien schaffen es nicht, durch diesen zähen Schleim zu schwimmen und bleiben kleben. Darauf verlässt sich die Gebärmutter aber nicht. Zusätzlich bewirkt das Gestagen eine reduzierte Beweglichkeit der Eileiter. Ohne deren Eigenbewegung kann das gesprungene Ei nicht aufgefangen werden und es landet im Bauchraum, wo es einfach abgebaut wird. Versagt dieser Mechanismus, erschwert die verminderte Beweglichkeit der Eileiter den Transport der Eizelle. Selbst wenn sich ein Spermium durch den zähen Zervixschleim gekämpft haben sollte: Es wird im Eileiter keine Eizelle finden, die es befruchten könnte. Die Spirale hat noch ein weiteres Ass im Ärmel: Sie unterdrückt das Wachstum des Endometriums. Dieser Effekt bildet das Netz mit doppeltem Boden. Selbst wenn sich ein Spermium durch den zähen Zervixschleim gekämpft hat und die trägen Eileiter das gesprungene Ei aufgefangen haben, es befruchtet wird und Richtung Gebärmutterhöhle rollt: Dort ist nicht ausreichend Schleimhaut für eine erfolgreiche Einnistung vorhanden.

So funktioniert die Einlage der Spirale reibungslos

Die Hormonspirale ist verschreibungspflichtig und wird durch deine Frauenärztin oder deinen Frauenarzt in einem kurzen Eingriff eingelegt. So kannst du dieses Erlebnis so angenehm wie möglich gestalten:

- Vereinbare den Termin am besten während den leichteren Tagen deiner Periode. Zu diesem Zeitpunkt ist dein Gebärmutterhals weich und leicht geöffnet, das erleichtert das Einlegen deutlich.
- Der kurze Schmerz während der Einlage ist normal, aber sehr ungewohnt und kann zu Kreislaufbeschwerden wie Schwindel bis hin zur Ohnmacht führen. Daher solltest du vor der Untersuchung ausreichend trinken und nicht vergessen, etwas zu essen.

- Es ist wichtig, dass du dich bei deiner Ärztin oder deinem Arzt gut beraten fühlst. Vor dem Eingriff findet ein Gespräch statt, in dem du alle Fragen loswerden kannst. Wenn du das Gefühl hast, etwas nicht verstanden zu haben, frag unbedingt noch mal nach. Wenn alle Unsicherheiten geklärt sind, fällt es dir sicher leichter, dich auf den Eingriff einzulassen.
- Versuche, dich so gut wie möglich zu entspannen. Je wohler du dich fühlst, desto besser kann auch dein Beckenboden loslassen. Das ist wichtig, da eine angespannte Muskulatur die Einlage deutlich erschwert und schmerzhafter macht.
- Gönne dir nach dem Eingriff Ruhe. Da du nicht weißt, wie dein Körper reagiert, solltest du anschließend keine wichtigen Termine planen. Ein Date mit deiner Couch und einer Tasse Tee ist der perfekte Plan für den Tag.
- Nach vier bis sechs Wochen wird kontrolliert, ob deine Spirale richtig liegt und du sie gut verträgst. Bis dahin solltest du zusätzlich mit Kondom verhüten.

52 Sollte die Spirale nur bei abgeschlossener Familienplanung angewendet werden?

Die Spirale hat das Image, ein Verhütungsmittel für Frauen zu sein, die keinen Kinderwunsch mehr haben. Das ist absolut unbegründet. Die Spirale ist eine der sichersten Methoden zur Schwangerschaftsverhütung und kann schon bei 18-Jährigen eingesetzt werden. Einzige Voraussetzung ist, dass die Gebärmutter ausreichend lang ist und Platz für die Spirale bietet. Das kann man ganz einfach im Ultraschall erkennen. Natürlich sollte dir bewusst sein, dass du dich mit der Spirale für eine längerfristige Verhütung entscheidest. Sie kann je nach Modell zwischen drei und sechs Jahren in der Gebärmutter verbleiben und bietet in dieser Zeit einen sicheren Schutz. Falls das Thema Kinderwunsch bei dir zeitnah ansteht, macht es allein aus Kostengründen wenig Sinn, die Spirale einsetzen zu lassen. Schließlich investierst du etwa 300 Euro, die nur bis zum 22. Geburtstag von der Kasse übernommen werden. Aber wenn sich deine Lebenssituation schneller ändert als von dir erwartet, lässt sich die Spirale jederzeit wieder entfernen.

In wissenschaftlichen Studien konnte belegt werden, dass Frauen nach der Anwendung einer Hormonspirale genauso schnell und häufig schwanger werden wie Frauen, die nie eine Spirale hatten.[31, 32] Einem späteren Kinderwunsch steht die Spirale also nicht im Weg.

Nebenwirkungen, die mit der Hormonspirale einhergehen können, treten allerdings bei Frauen, die bereits Kinder geboren haben, etwas seltener auf. Das gilt besonders für Unterbauchschmerzen. Deshalb wird für junge, kinderlose Frauen eher ein kleines Modell mit geringer Hormondosis gewählt. Lange Zeit dachte man, durch das Einsetzen der Spirale könnte ein erhöhtes Infektionsrisiko und somit eine größere Gefahr von Unfruchtbarkeit bei jüngeren Frauen bestehen, denn vor allem kurz nach dem Einlegen der Spirale, wenn der Muttermund etwas geweitet ist, haben es Erreger leichter, einzudringen. Es werden daher einige Vorsichtsmaßnahmen getroffen, um das zu vermeiden: Vor der Einlage wird getestet, ob du mit Chlamydien infiziert bist. Die können nämlich von dir völlig unbemerkt vorkommen. Außerdem solltest du nach dem Einlegen eine Woche nicht baden und dich beim Sex mit einem Kondom vor sexuell übertragbaren Erregern schützen; dann sinkt das Infektionsrisiko auf ein Minimum. Wenn du ein möglichst sicheres Verhütungsmittel suchst, das dir lange Zeit Ruhe verschafft, kann die Spirale auch in jungen Jahren passend für dich sein.

53 Ist die Hormonbelastung der Spirale geringer als bei der Pille?

In Deutschland sind verschiedene Hormonspiralen auf dem Markt. Es gibt ein Drei-Jahres-Modell und ein Modell mit größerem Hormonspeicher, das bis zu sechs Jahre in der Gebärmutter verbleiben kann. Die Hormondosis in der sogenannten Minipille, deren Wirkstoff ebenfalls Levonorgestrel ist, ist mehr als doppelt so hoch wie in der größten Spirale. Eine geringere Hormondosis bedeutet aber nicht, dass die Spirale ausschließlich an der Gebärmutter wirkt. Schon kurze Zeit nach der Einlage lässt sich das Hormon auch im Blut nachweisen. Allerdings liegt es dort in deutlich niedrigerer Konzentration vor als bei Anwendung der Pille. Eine geringere Hormondosis im Blutkreislauf führt zu weniger Nebenwirkungen. Die Spirale eignet sich deshalb unter Umständen auch für Frauen, die unter der Einnahme der Pille Nebenwirkungen haben.

54 Welche Nachteile hat die Hormonspirale?

Die Spirale ist außerordentlich gut verträglich, kann aber, wie jedes Medikament, Nebenwirkungen hervorrufen. Eine davon kommt direkt bei der Einlage vor: die Perforation. Damit bezeichnet man ein Durchstoßen der Gebärmuttermuskulatur. Wird diese Komplikation nicht direkt bemerkt, kann die Spirale im Bauchraum landen und muss dann in einer kleinen Operation entfernt werden. Bei einer von 1000 Frauen kommt es zu dieser Fehleinlage. Betroffen sind in erster Linie Frauen, die vor Kurzem entbunden haben oder noch stillen. Bei ihnen ist die Gebärmuttermuskulatur durch die Schwangerschafts- und Stillhormone besonders weich und gibt leicht nach. Deshalb darf die Spirale inzwischen frühestens sechs Wochen nach einer Geburt eingelegt werden. In seltenen Fällen kann es zur spontanen Ausstoßung der Spirale in den ersten Wochen nach der Einlage kommen. Es ist daher ratsam, während der Periode die Binde mit einem Blick zu kontrollieren, bevor sie im Müll entsorgt wird. In den ersten Anwendungsmonaten verändert sich deine Periode sehr wahrscheinlich. Es kommt häufig zu Zwischenblutungen und mit der Zeit zu einer Abnahme, bei jeder zweiten Anwenderin sogar zu einem vollständigen Ausbleiben der Periode. Auch wenn keine Blutung mehr da ist, bist du sicher vor einer Schwangerschaft geschützt. Bei Frauen, die unter einer sehr starken Blutung leiden, ist das sogar das Ziel der Anwendung.

Da leider kein Verhütungsmittel eine hundertprozentige Sicherheit bietet, kann es trotz Spirale zu einer Schwangerschaft kommen. Da die Eileiterbeweglichkeit durch das Gestagen gehemmt ist, sind das vermehrt Eileiterschwangerschaften. Hattest du bereits eine Eileiterschwangerschaft, solltest du daher eher auf eine andere Verhütungsmethode zurückgreifen. Zu Anwendungsbeginn können außerdem vorübergehende Nebenwirkungen auftreten. Es kann zu Akne, Wassereinlagerungen, Brustspannen und Kopfschmerzen kommen. Im Gegensatz zu Verhütungsmitteln, die Östrogene enthalten, ist das Risiko einer Thrombose bei der Hormonspirale aber nicht erhöht.

Infektionen kommen, wie bereits beschrieben, direkt nach der Einlage häufiger vor. Verzichtest du in dieser Phase auf ungeschützten Sex, senkst du das Infektionsrisiko so weit wie möglich. Wenn es allerdings zum Eindringen von Krankheitserregern kommt, können diese auch auf die Eileiter übergehen. Dort führt eine Entzündung zu Verklebungen, die eine spätere Schwangerschaft erschweren. Falls du häufig wechselnde Sexualpartnerinnen und -partner hast oder bereits eine Infektion hattest, solltest du andere Verhütungsmittel bevorzugen. Der große Vorteil der Spirale, über Verhütung nicht mehr täglich nachdenken zu müssen, verleitet manchmal dazu, mit sicherem Sex etwas nachlässig zu sein. Kurze Erinnerung: Das Kondom ist das einzige Verhütungsmittel, das zuverlässig vor Infektionen schützt.

55 Wie kann Kupfer eine Schwangerschaft verhindern?

Die Kupferspirale sieht aus wie eine Hormonspirale, wirkt aber anders. Sie ist hormonfrei und gibt stattdessen kontinuierlich eine kleine Menge Kupfer ab. Je nach Größe kann sie zwischen drei und sechs Jahren verwendet werden. Wie genau das Kupfer eine Schwangerschaft verhindert, ist nicht vollständig geklärt. Vermutet wird, dass die Kupferionen eine spermizide Wirkung haben. Sie hemmen die Beweglichkeit der Spermien, welche den Weg in den Eileiter, den Ort der Befruchtung, dann nicht mehr zurücklegen können. Außerdem stört das Kupfer, genau wie das Gestagen, vermutlich den Aufbau der Gebärmutterschleimhaut. Diese zwei Mechanismen funktionieren so zuverlässig, dass die Kupferspirale mit einem Pearl-Index von 0,3 bis 3 sehr sicher ist. Ein großer Unterschied zur Hormonspirale besteht in der Wirkung auf die Blutungsstärke. Während Levonorgestrel die Blutung abschwächt, wird durch die Kupferspirale die Blutung vieler Frauen deutlich stärker. Auch eine schmerzhaftere Periode wird häufig beschrieben. Einige Frauen lassen sich aufgrund dieser Nebenwirkung die Kupferspirale im ersten Jahr nach der Einlage wieder entfernen. Solltest du zu einer starken Monatsblutung neigen, ist die Kupferspirale für dich daher weniger geeignet. Ihr größter Vorteil ist, dass durch die Kupferspirale nicht in den Hormonhaushalt eingegriffen wird. Dein Zyklus bleibt, wie du ihn kennst und du musst dir keine Sorgen um deine Stimmung oder Libido machen.

Die Kupferkette macht der Spirale Konkurrenz

Genau wie die Kupferspirale wirkt die Kupferkette. Das Kupfer ist wie an einer Perlenkette auf einem langen Nylonfaden aufgereiht. Die Kette mit vier, fünf oder sechs Kupfergliedern wird am Dach der Gebärmutterhöhle, dem sogenannten Fundus, verankert. Dafür ist es wichtig, dass der Muskel an dieser Stelle ausreichend dick ist. Das wird ganz einfach vorab im Ultraschall gemessen. Der Fundus wird nur von sehr wenigen Nerven durchzogen, sodass die Einlage der Kette nicht schmerzhafter ist als die der Spirale. Durch die Fixierung am Fundus hängt die Kupferkette flexibel in der Gebärmutterhöhle. Genau das ist ihr Vorteil. Diese Flexibilität führt im Vergleich zur Spirale zu weniger Schmerzen und seltener zu verstärkten Blutungen. Außerdem ist die Kupferkette mit einem Pearl-Index von 0,1 bis 0,8 noch sicherer als die Kupferspirale, da ein Ausstoßen oder Verrutschen nicht möglich ist. Die Einlage der Kette erfordert Routine, daher wird sie nur von extra dafür ausgebildeten Frauenärztinnen und Frauenärzten angeboten.

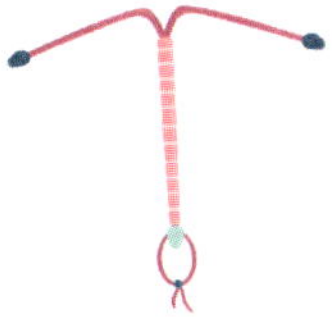
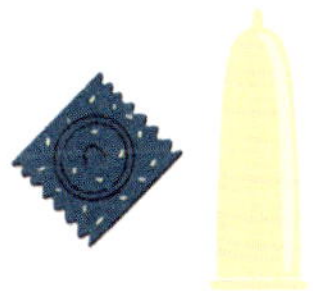
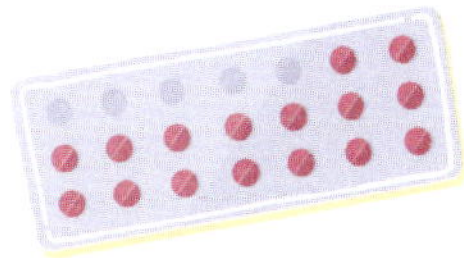

<table>
<tr><th colspan="2">Verhütungsmethoden</th></tr>
<tr><th>Für die Frau</th><th>Für den Mann</th></tr>
<tr><td>Diaphragma</td><td rowspan="9">Kondom</td></tr>
<tr><td>Vaginalring</td></tr>
<tr><td>NFP (Temperatur messen und Zervixschleim beobachten)</td></tr>
<tr><td>Kupferkette</td></tr>
<tr><td>Kupferspirale</td></tr>
<tr><td>Hormonspirale</td></tr>
<tr><td>Antibabypille</td></tr>
<tr><td>Minipille</td></tr>
<tr><td>Hormonimplantat</td></tr>
</table>

Verschiedene Verhütungsmethoden: Der Vielzahl an Methoden für Frauen – die teils in ihren Hormonhaushalt eingreifen – steht nur eine für Männer gegenüber.

ANTIBABYPILLE – FAKTEN, FAKTEN, FAKTEN

Besonders in festen Beziehungen besteht oft der Wunsch nach einer langfristigen Verhütungslösung. Hormonelle Verhütungsmittel sind eine bewährte Option. Sie wirken sehr zuverlässig durch das Eingreifen in den natürlichen Zyklus. Das kann Vor- und Nachteile mit sich bringen. Unerwünschte Nebenwirkungen wie Übelkeit können auftreten oder erwünschte Zusatzeffekte wie ein reineres Hautbild erzielt werden. Für wen hormonelle Verhütungsmethoden geeignet sind und wann sie mehr schaden als nutzen, klären wir im Detail.

56 Wie funktioniert die Antibabypille?

Auch über 60 Jahre nach ihrer Einführung ist die Pille das beliebteste Verhütungsmittel in Deutschland. Die klassische »Antibabypille« ist ein sogenanntes Kombinationspräparat. Das bedeutet, sie enthält die Hormone Östrogen und Gestagen, die den körpereigenen sehr ähnlich sind. Wie verhindern Hormone, die natürlicherweise im Körper vorkommen, eine Schwangerschaft? Dafür haben die beiden Botenstoffe eine clevere Strategie: Sie setzen in der Chefetage an, dem übergeordneten Koordinationszentrum in unserem Gehirn, das wir *Hypothalamus* nennen. Die schwankenden Östrogen- und Progesteronmengen im natürlichen Zyklus führen über eine pulsatile Ausschüttung des *Gonadotropin releasing Hormons* (GnRH) aus dem Hypothalamus zur zyklischen Freisetzung von FSH und LH. Durch die Pille ist die Hormonmenge in einem engen Rahmen konstant – weil man sie jeden Tag über die Tablette zuführt. Ohne die Schwankungen wird kein GnRH freigesetzt und ohne GnRH, das wie ein Dirigent die Hormonausschüttung aus der Hypophyse reguliert, entfällt die Produktion von FSH und LH. Somit wird die Follikelreifung in der ersten Zyklushälfte gehemmt und der Eisprung bleibt aus.

Das Verhindern des Eisprungs wird hauptsächlich vom enthaltenen Gestagen übernommen, dessen Dosis deutlich höher als in der Hormonspirale ist. Außerdem wirkt Gestagen, wie bereits beschrieben, negativ auf die Befruchtungs- und Einnistungsbedingungen. Eine zusätzliche Gabe von Östrogen wäre demnach zur sicheren Verhütung nicht nötig. Deshalb funktionieren Pillen, die Gestagen als einziges Hormon enthalten, auch zuverlässig. Wozu ist dann das Östrogen enthalten? Es dient der Zyklusstabilisierung, also einer Vermeidung von Blutungsstörungen wie Zwischenblutungen, die bei reinen Gestagen-Pillen häufig vorkommen.

Ein Hauptgrund für die Beliebtheit der Pille ist ihre hohe Sicherheit. Der Pearl-Index liegt mit 0,1 bis 1 nur deshalb etwas höher als bei der Spirale, weil Einnahmefehler vorkommen können, wie das Vergessen einer Tablette.

57 Welche unterschiedlichen Pillen gibt es?

Auf dem Pillenmarkt gibt es eine Vielfalt unterschiedlicher Pillen, die sich in ihrer Zusammensetzung, Dosierung und dem Einnahmeschema unterscheiden. Bei allen Frauen, die sich für die Pille entscheiden, stehen drei Faktoren im Vordergrund:

- eine zuverlässige Schwangerschaftsverhütung,
- ein stabiler Zyklus und
- ein Minimum an Nebenwirkungen.

Am häufigsten kommen die bereits erwähnten Kombinationspräparate mit Östrogen und Gestagen in jeder Tablette zum Einsatz. Da Östrogen lediglich den Zyklus stabilisiert, kann es niemals allein, sondern nur mit Gestagen als Partner angewendet werden. Je höher die Östrogendosis ist, desto weniger Zwischenblutungen kommen vor. Jedoch sollte das Östrogen so niedrig wie möglich gewählt werden, um die Nebenwirkungen der Pille, die wir auf Seite 155 ausführlich besprechen, gering zu halten. Der Östrogenanteil wurde daher von der Erstzulassung der Pille bis heute kontinuierlich reduziert, weshalb wir inzwischen von der »Mikropille« sprechen.

Am häufigsten wird das künstlich hergestellte Östrogen *Ethinylestradiol* eingesetzt. Es gibt auch Kombinationspillen mit natürlichem Östrogen, mit einigen Vorteilen: Sie beeinflussen die Blutgerinnung weniger stark und haben eine schützende Wirkung auf die Knochen. Zudem können sie bei Anwenderinnen über 40 Jahre gelegentliche Hitzewallungen reduzieren. Da Langzeitstudien fehlen, sollten Frauen mit Risikofaktoren, beispielsweise Raucherinnen, Pillen mit natürlichem Östrogen nicht verwenden.

Die vielen verschiedenen Gestagene, die in kombinierten Pillen eingesetzt werden, haben Zusatzeigenschaften, die man sich gerne zunutze macht. Dazu gehören beispielsweise eine Linderung von Brust- und Unterbauchschmerzen sowie ein verbessertes Hautbild. Nach ihrer chronologischen Erscheinung auf dem Markt werden sie in sogenannte Generationen eingeteilt, von denen es inzwischen vier gibt.

Es gibt eine neue östrogenfreie Pille

Im April 2021 ist eine östrogenfreie Pille auf den Markt gekommen, die das Gestagen Drospirenon enthält. Im Gegensatz zu den anderen Minipillen, die 28 Tage durchgehend eingenommen werden, wird diese Pille 24-4 angewendet (das heißt 24 Tage einnehmen und dann 4 Tage pausieren). Auf diese Weise werden die häufigen Zwischenblutungen reduziert.[33] Mit einem PI von 0,73 ist dieses Präparat sicherer als seine Vorgänger. Das Gestagen ist so dosiert, dass es zuverlässig den Eisprung verhindert. Es bietet daher ein größeres Zeitfenster, falls du die Einnahme mal vergessen haben solltest. Du kannst die östrogenfreie Pille dann innerhalb von 12 Stunden nachholen, ohne Sorge vor einem Wirkverlust haben zu müssen. Außerdem konnte in Studien eine deutliche Verbesserung von Periodenkrämpfen und PMS-Beschwerden bei Anwenderinnen festgestellt werden, was eine insgesamt hohe Zufriedenheit bewirkt. [34]

Die Pille ist außerdem, anders als die meisten Pillen, bei übergewichtigen Frauen bedenkenlos einsetzbar. Bei Patientinnen mit einem leicht ausgeprägten Bluthochdruck konnte sogar eine Absenkung der Blutdruckwerte durch die Pille bewirkt werden.[35] Genauso wie bei allen Pillen ohne Östrogen besteht kein erhöhtes Thromboserisiko. Allerdings wird ein nachteiliger Effekt auf die Libido vermutet.

Gestagene benötigen Östrogen als Partner zur sicheren Verhütung nicht, sie sind auch als Einzelgänger in reinen Gestagenpräparaten wirksam, den sogenannten Minipillen. Der Vorteil der östrogenfreien Pille liegt auf der Hand: Alle durch Östrogen verursachten Nebenwirkungen, wie beispielsweise die Thrombose, fallen weg. Für Frauen, die von der Anwendung der Kombinationspille ausgeschlossen sind, weil sie stillen, älter sind und rauchen oder Bluthochdruck haben, ist die Minipille eine großartige Alternative. Das klingt fabelhaft und du fragst dich jetzt, warum nicht jede Frau eine Minipille einnimmt. Der Grund hierfür ist: Vor allem zu Beginn der Anwendung treten gerne Blutungsstörungen auf. Das ist nachvollziehbar, denn das zyklusstabilisierende Östrogen fehlt. Auch in den folgenden Monaten kommt es sehr häufig zu Zwischenblutungen, was von vielen Frauen als störend empfunden wird.

Außerdem ist bei der Minipille auf die exakte zeitliche Einnahme zu achten. Während es bei den Kombinationspräparaten ein Toleranzfenster von zwölf Stunden gibt, darf es bei dem reinen Gestagenpräparat nicht zu Verzögerungen über mehr als drei Stunden bei der Einnahme kommen. Das spiegelt sich im höheren PI von 0,4 bis 4,1 wider. Die Minipille hat sich daher bei uns nicht durchgesetzt.

58 Für wen ist die Antibabypille geeignet?

Wenn du nach einem sehr sicheren Verhütungsmittel suchst, könnte die Pille die richtige Wahl für dich sein. Bei richtiger Anwendung ist eine ungewollte Schwangerschaft so gut wie ausgeschlossen. Dabei kann sie dich vom ersten Mal bis in die Menopause begleiten. Vor allem für Frauen, die unter Hypermenorrhoe (dies wurde auf Seite 75 genauer besprochen) leiden, ist die Pille eine gute Wahl. Durch die Pille wird die Blutungsstärke um mindestens die Hälfte reduziert, was von vielen als große Erleichterung erlebt wird. Die Dauer der Blutung nimmt außerdem ab und du hast mehr Tage im Monat, die du ohne lästige Periodenprodukte verbringen kannst.

Noch deutlicher ist der Effekt auf Periodenschmerzen, die bei zwei Drittel der Frauen durch eine Pilleneinnahme deutlich gebessert werden. Außerdem macht die Pille deine Blutung planbar: Durch den konstanten Hormonspiegel wird dein Zyklus reguliert und du kannst den ersten Tag der Blutung genau abschätzen. Um deine Fruchtbarkeit musst du dir bei der Verwendung der Pille keine Sorgen machen: Die Schwangerschaftsraten in den Monaten nach Absetzen der Pille entsprechen denen nach Verwendung einer Barrieremethode. Wird eine Pille langfristig angewendet, scheint das die Fruchtbarkeit sogar noch zu verbessern.[36] Daher ist die Pille geeignet, wenn du nur vorübergehend verhüten möchtest und zeitnah das Thema Kinderwunsch ansteht.

Fast jeder hatte die eine Freundin, die schon in jungen Jahren die Pille gegen Pickel verschrieben bekommen hat. Weil man auf so viele Pillen mit unterschiedlichen Wirkstoffen zurückgreifen kann, erfüllt die Pille zusätzliche, therapeutische Funktionen. Zunutze macht man sich das beispielsweise bei Akne. Die Pilleneinnahme drosselt die Produktion männlicher Geschlechtshormone und seiner Vorstufen im Eierstock und den Nebennieren. Der Effekt ist ein reineres Hautbild. Über PMS und die damit verbundenen Symptome haben wir bereits ausführlich gesprochen. Durch die Einnahme eines Kombinationspräparats nehmen Intensität und Häufigkeit der Beschwerden wie Reizbarkeit, depressive Verstimmung und Kopfschmerzen ab. Besonders die kontinuierliche Einnahme macht hier einen Unterschied.[37, 38] Außerdem wird die Pille gezielt zur Therapie von Endometriose und des Polyzystischen Ovarialsyndroms eingesetzt, die wir ab Seite 183 genauer besprechen.

Natürlich ist die Pille nicht für jede Frau geeignet. Viele tun sich mit der regelmäßigen Einnahme schwer. Wenn du Schwierigkeiten hast, Routinen einzuhalten, kann eine andere Methode besser für dich geeignet sein. Es gibt auch Frauen, die erhebliche Nebenwirkungen unter der Pille entwickeln. Treten unter der Pille neue Beschwerden auf, sollte die Verhütungsmethode überdacht werden. Je nach Symptom kann ein Auslassversuch Sinn machen. Das bedeutet, die Pilleneinnahme wird zwischen drei und sechs Monaten pausiert und beobachtet, ob die Beschwerden dadurch verschwinden. Manchmal wird auch ein Präparatewechsel nötig oder ein Wechsel auf eine andere Verhütungsmethode. Immer mehr Frauen sind außerdem auf der Suche nach hormonfreien Alternativen zur Pille, weil sie mögliche Nebenwirkungen nicht riskieren wollen oder einer Hormoneinnahme grundsätzlich kritisch gegenüberstehen. Darüber hinaus gibt es medizinische Gründe, wie bestimmte Krebserkrankungen, die gegen eine Pilleneinnahme sprechen. Es gilt daher: Individuelle Risiken und Bedürfnisse müssen vor der Verschreibung in einem ausführlichen Gespräch mit deiner Frauenärztin oder deinem Frauenarzt geklärt werden. Nur so kannst du herausfinden, ob die Pille für dich als Verhütungsmethode in Frage kommt und welches Präparat am besten geeignet ist.

Einnahme der Pille über mehrere Monate ohne Pause

Die klassische Antibabypille wird im 21+7-Zyklus eingenommen, das heißt auf drei Wochen Einnahme folgt eine siebentägige Einnahmepause. Bei der daraufhin auftretenden Blutung handelt es sich nicht um eine natürliche Menstruation, sondern um eine sogenannte Hormonentzungsblutung. Das bedeutet, durch den Wegfall der Hormone wird die während der Einnahme gering aufgebaute Gebärmutterschleimhaut abgestoßen. Medizinisch hat diese Blutung keinerlei Nutzen. Wieso rufen wir sie dann freiwillig jeden Monat hervor? Als die Pille entwickelt wurde, erfuhr sie viel Kritik, insbesondere durch die katholische Kirche. Um Skeptiker von der Verhütungsmethode zu überzeugen, wurde von den Herstellern versucht, den natürlichen Zyklus so gut wie möglich zu imitieren. Eine wissenschaftliche Begründung für diese Einnahmepause existiert bis heute nicht. Deshalb wird vermehrt dazu übergegangen, die Pille im Langzyklus einzunehmen. Die meisten Präparate können durchgehend bis zu sechs Zyklen eingenommen werden. Anschließend erfolgt dann ein hormonfreies Intervall von sieben Tagen, da es für eine noch längere Einnahme keine klare Studienlage gibt.

Die pausenlose Pillenanwendung hat zahlreiche Vorteile. Der fehlende Blutverlust kann deine Leistungsfähigkeit steigern![39] Schließlich kommen dir jeden Monat etwa 50 Milliliter Blut abhanden. Bei durchschnittlich 450 Zyklen sind das 22,5 Liter im Lauf des Lebens. Der dadurch bedingte Eisenverlust ruft Beschwerden wie Müdigkeit, Kopfschmerzen und einen verminderten Antrieb hervor. Dein Eisendefizit kann durch eine Einnahme im Langzyklus angeglichen werden. Außerdem werden alle menstruationsbedingten Beschwerden, die durch die Pillenpause entstehen, durch den Langzyklus reduziert. Dysmenorrhoe und PMS-Beschwerden sind bei Frauen, die die Pille dauerhaft einnehmen, deutlich geringer ausgeprägt.[40] Wenn die Anwendung monatlicher Periodenprodukte entfällt, sparst du neben geschätzten 200 Euro im Jahr auch einen Berg Müll. Darüber hinaus erhöht die pausenlose Anwendung die Verhütungssicherheit.[41] Man könnte nun meinen, dass eine zusätzliche Woche Hormone auch die Nebenwirkungen der Pille erhöht. Das stimmt aber nicht. Studien zeigen, dass die Einnahme im Langzyklus kein erhöhtes Thromboserisiko mit sich bringt.[42]

Mythos

DIE PILLENPAUSE DIENT DER REINIGUNG DER GEBÄRMUTTER

Die Sorge vor einem »Aufstauen« des Bluts in der Gebärmutter ist absolut unbegründet. Forscher in den USA haben festgestellt, dass sich der Aufbau der Gebärmutterschleimhaut von Frauen, die die Pille im Langzyklus nehmen, im Vergleich zu Frauen mit regelmäßiger Pillenpause nicht unterscheiden.[43] Auch die Vorstellung, dass die Menstruation die Gebärmutter von Bakterien und anderen Keimen reinigt, entspricht nicht dem Stand der Wissenschaft. Im Gegenteil: Infektionen werden durch die Öffnung des Gebärmutterhalses und dem alkalischen pH-Wert während der Periode sogar begünstigt.

Auch andere Nebenwirkungen treten nicht häufiger auf als bei der Anwendung im 21+7-Schema.

Nimmst du ein Kombinationspräparat ein, dass jeden Tag die gleiche Menge Östrogen und Gestagen enthält, kannst du guten Gewissens auf einen Langzyklus umsteigen. In Deutschland ist zwar erst eine Pille offiziell für dieses Anwendungsschema zugelassen, eine Einnahme im sogenannten Off-Label-Use, also außerhalb der Zulassung, gilt aber als sicher. Die Minipille wird ohnehin durchgehend eingenommen und für alle anderen gilt: Lass dich ärztlich beraten. Wenn du aus emotionalen, religiösen oder kulturellen Gründen nicht auf die monatliche Blutung verzichten möchtest, ist das auch völlig in Ordnung und allein deine Entscheidung.

59 Wodurch wird die Wirkung der Pille beeinflusst?

Die Sorge, dass die Sicherheit der Pille durch die Einnahme von Antibiotika eingeschränkt wird, ist weit verbreitet. Sicher nachgewiesen ist das nur für ein einziges Antibiotikum: Rifampicin, das man bei Tuberkulose einsetzt, einer seltenen Lungenkrankheit. Wissenschaftler konnten zeigen, dass keine relevanten Wechselwirkungen zwischen anderen Antibiotika und der Pille bestehen.[44] Eine zusätzliche Verhütung während der Zeit der Antibiotikaeinnahme ist nicht notwendig. Es gibt allerdings andere Medikamente, die die Wirksamkeit der Pille einschränken. Dazu gehören neben Johanniskraut Medikamente gegen Epilepsie, Medikamente gegen HIV und bestimmte Beruhigungsmittel. Aber welcher Mechanismus steckt dahinter?

Die Hormone der Pille gelangen von unserem Mund über den Magen in den Darm. Dort werden sie in den Blutkreislauf aufgenommen und gelangen so in die Leber. Ein Teil der Hormone wird dort abgebaut. Das ist ein natürlicher Prozess, der bei der Entwicklung der Pille bereits bekannt war und mitbedacht wurde. Der Abbau wird durch das Enzym CYP3A4 übernommen. Einige Medikamente stimulieren diesen kleinen Allesfresser und sorgen so für einen übermäßigen Abbau der Pillenhormone – der Eisprung kann dann nicht mehr zuverlässig verhindert werden und das Risiko für eine ungewollte Schwangerschaft steigt. Während der Einnahme und bis vier Wochen nach Absetzen des Medikaments solltest du dich dann zusätzlich (beispielsweise mit Kondom) schützen.

Die vorübergehende Verwendung einer Barrieremethode zur Verhütung wird auch nötig, wenn du unter Erbrechen oder Durchfall leidest. Denn auf beiden Wegen kann die Pille ausgeschieden werden, bevor sie ihre Wirksamkeit entfaltet. Das gilt insbesondere, wenn es in den Stunden nach der Einnahme zum Erbrechen kommt. Alkohol hingegen beeinflusst die Wirkung der Pille nicht.

Was bei Einnahmefehlern der Pille zu tun ist

Es passiert selbst den gewissenhaftesten unter uns: Wir vergessen, die Pille einzunehmen.

Das ist erstmal kein Grund zur Panik. Eine vergessene Pille bedeutet nicht gleich eine ungewollte Schwangerschaft und spielt sowieso nur eine Rolle, wenn du davor ungeschützten Sex hattest. Wenn innerhalb von zwölf Stunden nach dem üblichen Einnahmezeitpunkt auffällt, dass du die Pille vergessen hast, ist alles im grünen Bereich. Nimm die Pille sofort ein, sobald du es bemerkst; dann besteht ein sicherer Schutz.

Ist das Zeitfenster überschritten, hängt die Sicherheit maßgeblich davon ab, an welchem Zeitpunkt der Packung du die Pille vergessen hast:

- **Erste Einnahmewoche:** Es besteht ein Risiko für eine ungewollte Schwangerschaft. Der Eisprung wird nämlich nur sicher verhindert, wenn die Pille sieben Tage am Stück eingenommen wurde. Daher solltest du die Pille direkt nachnehmen und für sieben Tage zusätzlich mit Kondom oder Diaphragma verhüten. Wenn du in den sieben Tagen vor der vergessenen Pille Sex hattest, solltest du außerdem die Einnahme der »Pille danach« erwägen. Das Risiko einer ungewollten Schwangerschaft ist umso höher, je näher die vergessene Pille an der vorherigen einnahmefreien Woche liegt.
- **Zweite Einnahmewoche:** Es ist keine zusätzliche Verhütung erforderlich. Wenn vor dem Einnahmefehler über mindestens sieben Tage regelmäßig Hormone zugeführt wurden, bist du vor einer ungewollten Schwangerschaft geschützt. Trotzdem solltest du die Tablette sofort einnehmen, selbst wenn du an einem Tag zwei Pillen schluckst.
- **Dritte Einnahmewoche:** Es besteht das Risiko des Eisprungs in der darauffolgenden siebentägigen Einnahmepause oder zu Beginn der nächsten Pillenpackung. Deshalb solltest du entweder die Pille sofort nachnehmen und die nächste Packung ohne Pause beginnen oder die Einnahme sofort sieben Tage lang pausieren. Dann benötigst du keine zusätzliche Verhütung.

Hast du die Pille mehrmals im Zyklus vergessen, ist ihre Sicherheit nicht mehr gewährleistet und eine zusätzliche Verhütung nötig

Sollte nach dem Ereignis in der Pillenpause keine Blutung kommen, muss eine Schwangerschaft ausgeschlossen werden, bevor du die neue Pillenpackung beginnst. Falls du die Pille im Langzyklus einnimmst, gilt für dich das Gleiche wie bei einer vergessenen Pille in der zweiten Woche. Diese Empfehlungen gelten für Kombinationspillen. Für Minipillen gelten je nach Präparat andere Einnahmegrenzen. Lies in der Packungsbeilage nach oder setze dich mit deiner Frauenarztpraxis in Verbindung.

60 Welche Nebenwirkungen hat die Antibabypille?

»Welche Medikamente nehmen Sie ein?« – diese Frage bekommt man beim Arztbesuch auf Fragebögen häufig gestellt. Schnell ist dann das Kreuzchen bei »keine« gesetzt und man vergisst, dass die Pille, die man jeden Tag einnimmt, auch ein Medikament ist. Die Hormone der Pille verteilen sich im gesamten Blutkreislauf und üben Effekte an verschiedenen Organsystemen aus, die teilweise nicht erwünscht sind, Nebenwirkungen. Jede Frau verträgt die Pille unterschiedlich. Deshalb sollte man nicht von einer Nebenwirkung bei einer Freundin oder Influencerin auf sich selbst schließen. Vor allem die modernen, niedrig dosierten Pillen verursachen selten Nebenwirkungen; treten doch welche auf, sind diese meistens vorübergehend. Zu Beginn der Einnahme der Hormone muss sich der Körper zunächst an die neue Situation gewöhnen. Es kommt daher gehäuft zu Zwischenblutungen und Zyklusinstabilitäten.

Andere häufige Beschwerden sind Kopfschmerzen, Brustspannen oder Übelkeit. Je nachdem, ob diese Beschwerden nur ab und zu oder dauerhaft vorhanden sind, können sie mehr oder weniger stark den Alltag beeinflussen. Außerdem treten gelegentlich Hautreaktionen auf. Es kann durch die Pille zwar zur Verbesserung einer Akne kommen, aber auch zu *Chloasma*. Das ist eine Hautveränderung im Gesicht, die durch eine intensivere Pigmentierung gekennzeichnet ist. Die Reaktion wird durch Sonneneinstrahlung verstärkt und bleibt oft dauerhaft.

Die Nebenwirkungen, um die sich Frauen meiner Erfahrung nach bei der Entscheidung für oder gegen die Pille die größten Sorgen machen, sind Unfruchtbarkeit, Gewichtszunahme, Krebs und Depressionen. Über das Thromboserisiko sprechen wir direkt im Anschluss ausführlich.

Die Pille hat keinen negativen Effekt auf die Fruchtbarkeit. Es kann vorkommen, dass es nach Absetzen der Pille eine Zeit dauert, bis sich wieder ein normaler Zyklus einpendelt. Bleibt die Blutung länger als drei Monate aus, spricht man von einer »Post-Pill-Amenorrhoe«. Das kommt bei etwa zwei Prozent der Anwenderinnen vor, allerdings findet der Zyklus bei allen Frauen innerhalb eines Jahres wieder in seine Balance.

Der Glaube, dass die Pilleneinnahme eine Gewichtszunahme bewirkt, ist veraltet und inzwischen wissenschaftlich widerlegt.[45] Allerdings kann es, genau wie kurz vor der Periode, zu Wassereinlagerungen im Gewebe kommen, die dazu führen, dass man sich aufgedunsen fühlt.

In den Medien wird häufig von einem gering erhöhten Brustkrebsrisiko durch die Pille berichtet. Die Frage, ob die Pille das Brustkrebsrisiko wirklich erhöht, ist wissenschaftlich nicht abschließend geklärt. Es ist aber bewiesen, dass dem möglicherweise gering erhöhten Brustkrebsrisiko ein reduziertes Risiko für Eierstockkrebs, Gebärmutterhalskrebs und Dickdarmkrebs gegenübersteht. Der schützende Effekt hält sogar mehrere Jahrzehnte nach Absetzen der Pille noch an.

Eine Sache hört man immer wieder: Die Pille soll erhebliche Auswirkungen auf die Stimmung haben und auch Depressionen auslösen können. Was ist dran an dieser Behauptung? Das Depressionsrisiko der Minipille wurde vor Kurzem in einer großen Metaanalyse beurteilt. Metaanalysen sind Untersuchungen, die die Ergebnisse aus den größten und wichtigsten Studien zu einem Thema zusammenfassen. 26 Studien wurden untersucht – mit dem Ergebnis, dass das Depressionsrisiko während der Einnahme der Pille minimal erhöht ist.[46] Depressive Verstimmungen und Depressionen können auftreten, ein kausaler Zusammenhang konnte aber bisher auch für Kombinationspräparate nicht endgültig bewiesen werden.[47] Es ist daher wichtig, dass du deine psychische Verfassung vor der Verschreibung ärztlich besprichst. Bleibt eigentlich nur noch zu klären, ob die Pille Einfluss auf die Libido hat. Dieser spannenden Frage gehen wir auf Seite 139 auf den Grund.

Falls du Nebenwirkungen der Pille bei dir vermutest, egal ob Hautveränderungen oder Anzeichen einer Depression, ist es entscheidend, deine Frauenärztin oder deinen Frauenarzt zu informieren und die Pille nicht einfach von heute auf morgen abzusetzen. Ein Präparatewechsel oder mögliche alternative Verhütungsmethoden sollten besprochen und geplant werden. In Sachen Verhütungsberatung ist es besonders wichtig, dass du deine Ärztin oder deinen Arzt als kompetent erlebst. Sie oder er sollte dir gut zuhören und auf deine Fragen und Vorstellungen eingehen. Hast du dieses Vertrauen nicht, kann ein Wechsel eine Überlegung wert sein.

So hoch ist das Thromboserisiko durch die Pille wirklich

Bei der Verhütungsberatung fällt zunehmend der Wunsch nach einer hormonfreien Methode auf. Begründet wird das oft mit Ängsten vor bekannten Nebenwirkungen der Pille. Im Mittelpunkt steht dabei, wie auch in der öffentlichen Diskussion, das Thromboserisiko. Das ist gut, denn es schafft ein Bewusstsein dafür, dass die Pille ein Medikament ist, über dessen mögliche Risiken jede Anwenderin Bescheid wissen sollte. Diese Risiken müssen korrekt und verständlich kommuniziert werden. Zunächst einmal: Was ist eine Thrombose überhaupt? Eine Thrombose ist ein Verschluss eines Blutgefäßes durch ein Blutgerinnsel. Der Blutfluss durch dieses und die nachfolgenden Gefäße kann dadurch gestört oder gestoppt werden. Am häufigsten kommen Thrombosen in den Beinvenen vor, wo sie sich gut durch blutverdünnende Medikamente behandeln lassen. Sie kann auch in den Lungenvenen vorkommen und ist dann potenziell lebensgefährlich. Das Risiko, eine Thrombose unter der Pille zu entwickeln, ist abhängig von verschiedenen Faktoren. Dazu gehört die Dosierung des Östrogens (je mehr Östrogen, desto höher das Risiko) und des verwendeten Gestagens. Außerdem ist das Risiko im ersten Anwendungsjahr der Pille am höchsten. Danach sinkt es, bleibt aber im Vergleich zu Frauen, die keine Pille nehmen, leicht erhöht. Bei jungen, gesunden Frauen, die keine weiteren Risikofaktoren haben, ist das Thromboserisiko unter der Pille nur gering erhöht. Was bedeutet das konkret?

Normalerweise bekommen jedes Jahr zwei von 10 000 Frauen eine Thrombose der Venen. Von 10 000 Frauen, die eine Pille der zweiten Generation nehmen (wir erinnern uns, je nach Erscheinung auf dem Markt und enthaltenem Gestagen erfolgt die Einteilung in eine Generation), bekommen fünf bis sieben von 10 000 Frauen eine Thrombose. Bei Frauen, die eine Pille der dritten Generation nehmen, trifft das auf acht bis zwölf Frauen zu.

Man könnte dieses Risiko auch so kommunizieren: Mit einer Pille der zweiten Generation erleiden jährlich dreimal so viele Frauen eine Thrombose im Vergleich zu Nichtanwenderinnen. Oder man sagt: Unter der Pille der zweiten Generation ist mit drei bis fünf zusätzlichen Thrombosen pro 10 000 Frauen zu rechnen. Beide Aussagen treffen zu, die erste klingt aber deutlich dramatischer und führt zu starker Verunsicherung. Viele Frauen beenden aufgrund solcher Aussagen über relative Risiken in den Medien die Pilleneinnahme.

Zusätzlich wird das Thromboserisiko durch Lifestyle-Faktoren wie Zigarettenkonsum und Übergewicht erhöht. Deshalb darf die Kombinationspille bei Raucherinnen mit einem BMI über 30 nicht verschrieben werden. Das Risiko steigt außerdem für Frauen mit genetischer Veranlagung für Gefäßerkrankungen und mit zunehmendem Alter. Dein individuelles Thromboserisiko wird deshalb vor der Verschreibung einer Pille von deiner Frauenärztin oder deinem Frauenarzt beurteilt. Auf dieser Grundlage kann dann eine gemeinsame informierte Entscheidung getroffen werden.

Übrigens: Nach aktuellem Forschungsstand besteht bei der Anwendung östrogenfreier Pillen kein erhöhtes Risiko, eine Thrombose zu entwickeln. Verhütung mit Pille ganz ohne Thromboserisiko ist also möglich.

So steigst du sanft auf eine hormonfreie Verhütungsmethode um

Du wünschst dir eine Verhütung ohne Hormone, nimmst aber aktuell noch die Pille? Wenn du die Pille absetzen möchtest, gilt:

- Mach dir vor dem Absetzen Gedanken, welche Verhütung stattdessen zu dir passt. Informationen bekommst du in deiner Frauenarztpraxis.
- Eine Kombinationspille sollest du nicht von heute auf morgen absetzen. Nimm die angefangene Packung zu Ende, sonst löst du ein totales Hormonchaos aus.
- Anders ist das bei der Minipille. Wenn du sie im Langzyklus nimmst, kannst du sie jederzeit absetzen.
- Dein natürlicher Zyklus wird sich wieder einstellen. Wenn du die Pille schon seit der Pubertät einnimmst, wirst du ihn unter Umständen ganz neu kennenlernen. Sehr wahrscheinlich wird deine Blutung nicht so regelmäßig sein, wie du es von der Pille gewohnt warst.
- Ein verlängerter Zyklus oder ein Ausbleiben der Blutung kommen nach dem Absetzen häufig vor und sollten dich zunächst nicht beunruhigen. Manchmal braucht der Körper ein paar Monate,

um die Hormone, die du vorher zugeführt hast, wieder selbst zu produzieren. Das kann von Körper zu Körper variieren und unterscheidet sich daher bei jeder Frau.

- Egal ob du dich für ein Diaphragma, die Kupferspirale oder Kupferkette entscheidest, du kannst ohne Pause mit deiner neuen Verhütungsmethode durchstarten.
- Um NFP zur Verhütung zu nutzen, solltest du abwarten, bis sich dein natürlicher Zyklus eingependelt hat.

61 Wann wird es die Pille für den Mann geben?

Frauen übernehmen ab der Pubertät wie selbstverständlich die Verantwortung für Verhütung. Das verwundert nicht, denn die zur Verfügung stehenden Verhütungsmittel für den Mann sind überschaubar: Kondom überziehen oder Samenleiter durchschneiden lassen. Wieso gibt es eigentlich keine anderen Methoden? Hartnäckig hält sich die Behauptung, es sei zu komplex, eine Pille für den Mann zu entwickeln. Das ist nicht wahr. Nach dem gleichen Prinzip wie bei Frauen die Bildung von Eizellen, kann bei Männern durch die Einnahme von Hormonen die Spermienproduktion komplett unterdrückt werden. Das gelingt durch eine Kombination aus Testosteron und einem Gestagen. Bereits 2009 gab es eine Studie der WHO, welche die Wirksamkeit dieser Hormonkombination an 400 Männern belegte. Weil oral aufgenommenes Testosteron schnell ausgeschieden wird und mehrere Dosen pro Tag nötig wären, ist es in Form einer Pille unpraktisch. Die Hormone wurden daher alle zwei Monate durch eine Spritze in den großen Pomuskel injiziert. Es kam zu vier Schwangerschaften unter den teilnehmenden Paaren, damit war der PI genauso gut wie bei der Pille. Nebenwirkungen wie Gewichtszunahme, eine veränderte Libido und Stimmungsschwankungen wurden von jedem zehnten Mann beschrieben. Aufgrund dieser unerwünschten Effekte wurde die Studie vorzeitig abgebrochen. Moment mal: Sind das nicht genau dieselben Nebenwirkungen, wie sie bei der Antibabypille vorkommen können? Ganz richtig.

Aktueller Forschungsstand zur männlichen Verhütung

Hoffnung gibt ein seit einiger Zeit in Studien untersuchtes Hormongel. Das US-amerikanische Institut für Kindergesundheit und menschliche Entwicklung führt aktuell Studien zu dem Verhütungsgel durch, das sich Männer einmal am Tag auf die Schulter auftragen. Die Wirksamkeit wurde bereits erfolgreich belegt und Nebenwirkungen sind selten.[48] Bei wenigen Männern traten Akne, Nachtschweiß oder eine leichte Gewichtszunahme auf. Diese Ergebnisse lassen hoffen, dass wir in einigen Jahren einer Gleichberechtigung in Sachen Verhütung ein großes Stück näher sind.

Jedoch urteilte die WHO: Der Nutzen überwiegt das Risiko nicht. Wieso man die Studie nicht mit den Teilnehmern weiterführte, die keine Nebenwirkungen hatten, erscheint nicht nachvollziehbar. Und das sollte für lange Zeit die letzte nennenswerte Forschung zu männlichen Verhütungsmitteln bleiben. Die Pharmaindustrie hat kein Interesse daran, das zu ändern. Denn sobald Verhütungsmittel für Männer auf dem Markt sind, wird das lukrative Geschäft mit Pille, Hormonspirale und Co. zurückgehen.

62 Ist der Vaginalring eine gute Alternative zur Pille?

Der Vaginalring ist ein flexibler, durchsichtiger Kunststoffring. Er wird eingeführt wie eine Menstruationstasse und kommt am oberen Ende der Vagina, kurz vor dem Gebärmutterhals, zu liegen. Von dort gibt er täglich Östrogen und Gestagen ab. Gegenüber der Pille hat der Hormonring den Vorteil, dass er für drei Wochen kontinuierlich Hormone freisetzt und Einnahmefehler damit ausgeschlossen sind. Wenn du viel unterwegs bist, im Schichtdienst arbeitest oder eine regelmäßige Einnahme einfach schlecht einhalten kannst, kann der Vaginalring das Richtige für dich sein. Der PI ist mit 0,4 bis 1,3 sehr gut. Außerdem wird der Hormonabbau in der Leber umgangen. Eine Einschränkung der Wirkung durch andere Medikamente oder Magen-Darm-Infekte ist daher nicht zu befürchten.

Nach drei Wochen wird der Ring entfernt und es folgt ein siebentägiges hormonfreies Intervall. In dieser Zeit tritt eine Hormonentzugsblutung auf. Auch davor kann der Ring bis zu drei Stunden entfernt werden, ohne dass du den Verhütungsschutz verlierst. Obwohl er meistens nicht beim Sex stört, kann es sich manchmal besser für dich oder deine Partnerinnen und Partner anfühlen, den Ring vorher zu entfernen.

Übrigens, genau wie bei der Pille verteilen sich die Hormone im ganzen Körper und haben deshalb entsprechende Nebenwirkungen. Im Vergleich zur Pille sind die Hormone im Vaginalring allerdings deutlich niedriger dosiert. Bei Nebenwirkungen unter der Pille kann ein Wechsel auf den Hormonring eine gute Option darstellen.

63 Wie funktioniert ein Hormonimplantat?

Das Hormonimplantat wird auch Verhütungsstäbchen genannt, ist zwei bis vier Zentimeter lang und wird, wie der Name sagt, in den Körper implantiert. Das klingt gruselig? Das ist es nicht: Das unscheinbare Stäbchen wird über einen winzigen Hautschnitt zwischen das Fettgewebe im Oberarm gelegt. Von dort aus gibt es täglich eine konstante Menge Gestagen ab, wirkt also ähnlich wie die Minipille, und kann für drei Jahre verbleiben. In unseren Nachbarländern wird das Hormonstäbchen deutlich häufiger angewendet als bei uns. Der Vorteil, den das Stäbchen bietet, ist der unschlagbare PI von 0 bis 0,08 – da kommt keine andere Verhütungsmethode ran! Und da das Stäbchen nur Gestagen enthält, entfallen alle östrogenbedingten Nebenwirkungen, inklusive der Thrombose. In Deutschland konnte sich das Stäbchen bisher trotzdem nicht durchsetzen. Denn es kommt zu teils sehr lang anhaltenden Zwischenblutungen, die für jede fünfte Frau Grund sind, die Anwendung vorzeitig abzubrechen.

NOTFALLVERHÜTUNG – WENN ES SCHNELL GEHEN MUSS

Bei der Verhütung ist etwas schiefgelaufen? Kein Grund zur Panik! Du hast die Möglichkeit, eine ungewollte Schwangerschaft zu verhindern, indem du die »Pille danach« einnimmst. Jede dritte Frau hat das schon getan, du bist also nicht allein mit dem Problem. Wenn du die im Folgenden beschriebenen Dinge beachtest, ist die Pille danach eine sichere Maßnahme zur Verhinderung einer ungewollten Schwangerschaft. Trotzdem solltest du sie nur in absoluten Ausnahmefällen anwenden.

64 Wann und wie sollte ich die »Pille danach« anwenden?

Befürchtest du eine mögliche Schwangerschaft durch eine Verhütungspanne, gilt es möglichst schnell zu handeln. Denn die »Pille danach« ist nur in einem bestimmten Zeitfenster nach dem ungeschützten Sex wirksam und ist am effektivsten, wenn sie innerhalb von zwölf Stunden eingenommen wird. Aktuell sind zwei unterschiedliche Präparate auf dem Markt; sie enthalten hohe Dosen des Hormons Levonorgestrel oder Ulipristalacetat. Beide werden einmalig in Form einer Tablette eingenommen. Das ist zu jedem Zeitpunkt im Zyklus möglich. Allerdings ist die Pille danach nicht als regelmäßige Verhütungsmethode gedacht, sondern nur in einer Ausnahmesituation anzuwenden. Das kann beispielsweise das Reißen oder Verrutschen eines Kondoms sein, ein Einnahmefehler der Pille oder Unachtsamkeit beim Petting. Und wir brauchen uns nichts vorzumachen: Es kommt auch vor, dass die Lust zu groß war, um auf Verhütung zu achten.

Die enthaltenen Hormone hemmen die Follikelreifung und verschieben den Eisprung um fünf Tage nach hinten. Das Ziel: Spermien, die auf eine zu befruchtende Eizelle spekulieren, sterben ab, bevor es zum Eisprung kommt. Dieser Effekt kann von Levonorgestrel bis 72 Stunden und von Ulipristalacetat bis 120 Stunden nach dem ungeschützten Sex erzielt werden. Anschließend sollte für mindestens sieben Tage zusätzlich mit Kondom oder Diaphragma verhütet werden, da durch den verschobenen Eisprung ein erhöhtes Schwangerschaftsrisiko besteht!

65 Wie sicher ist die »Pille danach«?

Die »Pille danach« bietet einen sehr hohen Schutz vor einer ungewollten Schwangerschaft bei geringen Nebenwirkungen. Entscheidend für die Wirksamkeit ist der Zeitpunkt, zu dem die Pille eingenommen wird. Erfolgt die Einnahme erst kurz vor dem Eisprung, sind die Unterdrückung der Follikelreifung und die Verschiebung des Eisprungs gegebenenfalls nicht mehr möglich. In diesem Fall kann es zur Befruchtung kommen. Die darauffolgende Einnistung des befruchteten Eis kann durch die »Pille danach« nicht verhindert werden! Wie wir wissen, ist der Eisprung nicht sicher vorhersagbar und sehr variabel. Deshalb solltest du, wenn Sorge vor einer ungewollten Schwangerschaft besteht, die »Pille danach« nehmen, und zwar ganz egal an welchem Zeitpunkt des Zyklus du gerade bist.

Da es zwei Präparate zur Auswahl gibt, fragst du dich bestimmt: Ist eines der beiden sicherer als das andere? Verglichen mit Levonorgestrel ist die Einnahme von Ulipristalacetat dann überlegen, wenn der ungeschützte Sex länger als 24 Stunden zurückliegt oder er innerhalb von 48 Stunden vor dem vermuteten Eisprung stattgefunden hat. Außerdem ist die »Pille danach« bei einem Körpergewicht über 90 Kilogramm nur eingeschränkt wirksam, für Levonorgestrel gilt das schon ab 75 Kilogramm. Abgesehen von diesen Situationen gibt es keine Unterschiede in der Verhütungssicherheit der beiden Pillen. Eine Verhütung der Schwangerschaft gelingt in über 98 Prozent der Fälle.

Abgesehen von einer Schwangerschaft muss unbedingt auch an das Risiko einer sexuell übertragbaren Erkrankung gedacht werden. Welche Testungen Sinn machen, erklärt dir deine Frauenärztin oder dein Frauenarzt.

Die Spirale ist die sicherste Notfallverhütung

Neben der allgemein bekannten »Pille danach« gibt es auch die Möglichkeit, die Kupferspirale oder Kupferkette als Notfallverhütung einzusetzen. Der große Vorteil ist, dass die Anwendung bis zu fünf Tage nach dem ungeschützten Sex noch sicher ist. Anders als die Pille danach wirkt die Kupferspirale auch, wenn bereits eine Eizelle befruchtet wurde. Durch das Kupfer wird in 95 Prozent der Fälle die Einnistung der Eizelle verhindert. Außerdem wird der Hormonhaushalt durch diese Notfallverhütung nicht belastet und es entstehen keine hormonbedingten Nebenwirkungen. Bei übergewichtigen Frauen mit einem BMI über 30 wirkt die Pille danach nicht effektiv. Die Kupferspirale sollte daher bevorzugt eingelegt werden. Unabhängig vom Körpergewicht ist die »Spirale danach« das zuverlässigste Notfallverhütungsmittel!

SCHWANGERSCHAFTSABBRUCH – EINE GANZ PERSÖNLICHE ENTSCHEIDUNG

Du bist schwanger und möchtest es nicht sein? Du fühlst dich nicht bereit, Mutter zu werden oder noch ein weiteres Kind zu bekommen? Damit bist du nicht allein! Jede sechste Frau erfährt im Lauf ihres Lebens eine ungewollte Schwangerschaft, die Mehrheit ist zwischen 20 und 30 Jahre alt und hat bereits ein oder mehrere Kinder. Egal, wie alt du bist und welche Gründe du hast: Keine Entscheidung ist so persönlich, wie eine Schwangerschaft zu beenden.

Gesetzliche Regeln bei einem gewünschten Schwangerschaftsabbruch

Ein Schwangerschaftsabbruch ist in Deutschland eine Straftat. Es gibt aber bestimmte Bedingungen, unter denen er straffrei bleibt. Und zwar dann, wenn er nach der sogenannten Beratungsregelung durchgeführt wird. Voraussetzung ist, dass eine Schwangerenkonfliktberatung in Anspruch genommen wird. Von staatlich anerkannten Beratungsstellen soll die Schwangere dabei ergebnisoffen beraten werden – so steht es im Gesetz. Diese Beratung ist kostenlos; ausgehend von den Gründen für den Abbruch wird gemeinsam nach Lösungen gesucht. Es werden öffentliche und soziale Hilfen angeboten und erklärt, wie ein Schwangerschaftsabbruch abläuft. Folgen für die Schwangere, die Partnerschaft und die berufliche Situation bei Austragen des Kindes und bei Abbruch der Schwangerschaft werden beleuchtet. Alle Fragen dürfen gestellt und Sorgen geteilt werden. Am Ende wird immer ein Beratungsschein (die Bestätigung, dass die Beratung in Anspruch genommen wurde) ausgestellt und nur die Betroffene selbst darf darüber entscheiden, wie es nach dem Gespräch weitergeht. Die Begründung für den Abbruch wird dabei nicht festgehalten. Zwischen dem Gespräch und einem Abbruch müssen mindestens drei Werktage liegen. Allerdings ist er nur bis 14 Wochen nach dem ersten Tag der letzten Periode möglich. Die Kosten für den Eingriff muss die Schwangere selbst tragen.

Es gibt auch Gründe, aus denen ein Schwangerschaftsabbruch keine Straftat ist: medizinische und kriminologische. Das heißt, wenn die Schwangerschaft durch eine Straftat, wie eine Vergewaltigung, entstanden ist, darf sie bis zur 14. Schwangerschaftswoche ganz legal abgebrochen werden. Medizinische Gründe liegen vor, wenn eine Gefahr für das Leben oder die Gefahr einer schweren Beeinträchtigung der körperlichen oder seelischen Gesundheit der Schwangeren vorliegt, beispielsweise, wenn eine schwere Fehlbildung des Embryos besteht. Ob der Abbruch aus medizinischen Gründen durchgeführt werden kann, wird immer von einem Ärzteteam beurteilt und darf ohne Frist legal erfolgen. Die Anzahl der Abbrüche, die aus diesen Gründen durchgeführt werden, beträgt etwa vier Prozent. Die Kosten werden von der Krankenkasse übernommen.

An diese Stellen kannst du dich wenden, wenn du über einen Schwangerschaftsabbruch nachdenkst

Wenn du schwanger bist und es nicht sein möchtest oder noch Unsicherheiten da sind, ist es wichtig, möglichst schnell einen Termin bei einer staatlich anerkannten Beratungsstelle zu vereinbaren.

- Beratungsstellen, die eine Schwangerenkonfliktberatung durchführen und den Beratungsschein ausstellen, findest du hier:
- www.profamilia.de/angebote-vor-ort
- www.familienplanung.de/beratung/beratungsstelle-finden/
- Eine Übersicht, welche Ärztinnen und Ärzte einen Schwangerschaftsabbruch durchführen, stellt die Bundesärztekammer bereit:
- https://www.bundesaerztekammer.de/themen/aerzte/schwangerschaftsabbruch
- Weiterführende Informationen gibt es auf:
- www.profamilia.de/themen/schwangerschaftsabbruch

So läuft ein Schwangerschaftsabbruch ab

Es gibt zwei Methoden für einen Schwangerschaftsabbruch: medikamentös oder operativ. Der medikamentöse Abbruch beginnt mit der Einnahme einer Tablette mit dem Wirkstoff Mifepriston. Das hat drei Effekte:

- Das Progesteron aus dem Gelbkörper kann nicht mehr wirken, da das Mifepriston seine Botschaft »Schwangerschaft aufrechterhalten« hemmt.
- Die Tablette bewirkt außerdem, dass der Gebärmutterhals weicher wird und daraufhin beginnt, sich zu öffnen.
- Zusätzlich löst sich die Gebärmutterschleimhaut langsam ab.

Diese Tablette muss unter ärztlicher Aufsicht eingenommen werden. Du bekommst dann eine Tablette mit Prostaglandinen mit nach Hause, die 24 Stunden später eingenommen wird. Sie bewirkt das Zusammenziehen der Gebärmuttermuskulatur und damit das Abstoßen der Schwangerschaft. Die Fehlgeburt erfolgt mit einer Sicherheit von 95 Prozent. Es macht sich kurz darauf eine Blutung bemerkbar, die stärker ausfällt als die gewöhnliche Regelblutung. Die Schleimhaut wird dann mit dem Embryo ausgeschieden. Aber keine Sorge: Der Embryo ist in der Regel nicht zu erkennen. Wichtig ist, während dieser Blutung nur Binden zu verwenden und ein paar schmerz- oder krampflösende Medikamente zu Hause zu haben, denn das Gefühl ähnelt starken Periodenschmerzen. Anschließend wird im Ultraschall kontrolliert, ob der Embryo und die Schleimhaut vollständig ausgeschieden sind.

Ist das nicht der Fall, wird entweder eine weitere Tablette versucht oder eine kleine Operation durchgeführt. Diese Methode ist nur bis zur neunten Schwangerschaftswoche möglich. Danach ist der Embryo zu groß und die Schwangerschaft so weit fortgeschritten, dass ein Verbleiben von Resten in der Gebärmutter sehr wahrscheinlich ist.

Der operative Abbruch erfolgt als ambulanter Eingriff. Dabei wird der Gebärmutterinhalt über die Vagina mit einem Plastikröhrchen abgesaugt. Davon bekommst du durch die kurze Vollnarkose nichts mit. Diese Methode kann bis zur 14. Schwangerschaftswoche durchgeführt werden.

Mythos

EIN LEICHTER ZUGANG ZU ABBRÜCHEN ERHÖHT DEREN ANZAHL

Das Werbeverbot für Schwangerschaftsabbrüche wurde erst im Frühjahr 2022 gekippt. Dass es so lange Bestand hatte, liegt unter anderem daran, dass die Sorge bestand, leicht zugängliche Informationen zu dem Thema könnten Frauen verleiten, voreilig die Entscheidung für einen Abbruch zu treffen. Information ist aber nicht gleich Werbung. In einer wissenschaftlichen Arbeit wurden Länder und deren Gesetzgebung zum Thema Schwangerschaftsabbruch sowie die Häufigkeit von Abtreibungen gegenübergestellt.[49] Der internationale Vergleich hat gezeigt, dass ein liberales Abtreibungsrecht, leicht zugängliche Informationen sowie eine niedrigschwellige Durchführung von Schwangerschaftsabbrüchen nicht deren Anzahl erhöht!

Risiken eines Schwangerschaftsabbruchs

Komplikationen durch einen Schwangerschaftsabbruch sind sehr selten. Sowohl nach dem medikamentösen als auch nach dem operativen Abbruch kann es zu Infektionen und Blutungen kommen. Durch aufsteigende Erreger, die durch den geöffneten Gebärmutterhals ein leichtes Spiel haben, kann es zu einer Entzündung der Gebärmutter oder der Eierstöcke kommen. Das macht sich durch Unterbauchschmerzen und einen ungewöhnlichen Ausfluss bemerkbar. Auch Fieber kann auftreten. Eine erneute ärztliche Vorstellung ist dann essenziell. Selten kommen übermäßig starke Blutungen vor, die weiter behandelt werden müssen. Mit dem operativen Eingriff geht außerdem das Risiko einer Perforation einher. Dabei wird während der Operation die Gebärmutterwand verletzt und durchbrochen. In der Regel verheilt der Muskel dann aber ohne weitere Maßnahmen von selbst.

Ein stattgehabter Schwangerschaftsabbruch hat keine Auswirkungen auf die Fruchtbarkeit.[50] Außerdem besteht kein Zusammenhang zwischen einem durchgemachten Schwangerschaftsabbruch und einem erhöhten Risiko für Fehlgeburten.

Die mentale Belastung nach einem Schwangerschaftsabbruch

Frauen, die einen Schwangerschaftsabbruch hatten, werden in unserer Gesellschaft oft stark stigmatisiert. Aus Angst vor diesem Stigma wird geschwiegen, auch wenn nach dem Abbruch Schuldgefühle, Ängste oder Trauer überhandnehmen und professionelle Unterstützung nötig wäre. Die Frage, ob Frauen nach einem Abbruch häufiger psychisch erkranken, ist wissenschaftlich nicht eindeutig geklärt. Einige Studien zeigen ein leicht erhöhtes Vorkommen von psychischen Belastungsreaktionen nach einem Schwangerschaftsabbruch, andere nicht.[51, 52] Sieht man sich die wissenschaftlichen Arbeiten genauer an, stellt man fest, dass insbesondere die Arbeiten, die einen Zusammenhang festgestellt haben wollen, fehlerhaft sind.

Oftmals fehlt der medizinische Beweis stattgehabter Abbrüche. Die psychische Gesundheit der Studienteilnehmerinnen vor dem Abbruch wurde nicht erfasst und teilweise ist die Zeit zwischen Abbruch und Erhebung der Daten nicht angegeben. In einigen Fällen wurden Betroffene mit Frauen verglichen, deren Schwangerschaft gewollt war. Sinnvolle Aussagen kann aber nur der Vergleich mit Frauen erbringen, die sich gegen den Abbruch entschieden haben.

Ein erhöhtes Risiko für psychische Erkrankungen nach einem Schwangerschaftsabbruch ist daher eher nicht anzunehmen. Keine Frau trifft jedoch die Entscheidung für einen Abbruch leichtfertig. Daher wird er von der Mehrzahl der Frauen als vorübergehende Belastung empfunden.[53] Faktoren, die einen maßgeblichen Einfluss auf das Ausmaß der Belastung haben, sind der Grund für den Abbruch und die Schwangerschaftswoche zum Zeitpunkt des Abbruchs. Außerdem bestimmen soziale, religiöse und kulturelle Faktoren die Einstellung der Frau zum Schwangerschaftsabbruch mit. Ambivalente Gefühle sind außerdem aufgrund der hormonellen Umstellung nach einer Schwangerschaft völlig normal. Erleichterung, dass die Schwangerschaft nicht mehr fortgeführt werden muss, aber auch ein Verlustgefühl kommen vor. Dabei ist die Ambivalenz umso größer, je weniger soziale Unterstützung vorhanden ist.[54] Es wird immer einzelne Frauen geben, die ihre Entscheidung bedauern, aber 95 Prozent der Frauen geben an, die Entscheidung für den Abbruch nicht zu bereuen.[55]

5

WEIBLICHE LUST

DIE GROSSE UNBEKANNTE

Sie ist genauso faszinierend wie geheimnisvoll – unsere Lust. Wir werfen einen Blick darauf, was in unserem Körper passiert, wenn sie sich anbahnt und warum sie manchmal fernbleibt. Mit diesem Wissen kannst du die große Unbekannte besser kennenlernen. Außerdem wird dir die Kommunikation über sie, die Grundlage jeder erfüllten Sexualität, etwas leichter gelingen.

DAS GEHIRN IM EINKLANG MIT DEN GENITALIEN

Lust entsteht im Kopf, steigert sich allmählich und führt, wenn sie nicht ausgebremst wird, die Genitalien sensibel auf sie reagieren und unsere Hormone im Einklang sind, zu Erregung. Bei dieser Menge an Einflussfaktoren verwundert es nicht, dass bei vielen die Lust abhandenkommt. Es gibt allerdings Wege, sie zurückzugewinnen – lies einfach weiter.

66 Wie funktioniert die weibliche Lust?

Was der Hunger für die Nahrungsaufnahme ist, ist die Lust für den Sexualtrieb oder anders ausgedrückt: Lust ist eine Energie mit dem Ziel sexueller Befriedigung. Egal ob viel oder wenig, langsam angebahnt oder plötzlich einschlagend: Es braucht ein intaktes Zusammenspiel zwischen deinen Sinnesorganen und dem Ort, an dem Lust entsteht, dem Gehirn. Dort wird sexuelles Verlangen durch Reize ausgelöst. Der Klassiker sind visuelle Stimuli in einem Porno oder ein attraktiver Mensch in deiner Umgebung. Lust kann aber auch den Weg über die Ohren nehmen. Eine sexy Stimme kann dich genauso triggern wie ein erotisches Hörbuch. Ein absolut unterschätztes Lustorgan ist die Nase: Über sie nimmst du unbewusst Duftstoffe, wie Pheromone, die dein Partner oder deine Partnerin natürlicherweise verströmt, oder auch Parfum, wahr. Diese unsichtbaren Stoffe entsteigen unter anderem dem Intimbereich und können Vertrauen, Ablehnung oder eben Lust auslösen.

Die Signale aller sexuellen Reize werden von Sinneszellen aufgenommen und dann von Nervenzelle zu Nervenzelle bis in dein Gehirn weitergeleitet. Das gelingt über Verbindungen, die die Nervenzellen untereinander ausbilden – sogenannte Synapsen. Im Laufe des Lebens entstehen immer zahlreichere Synapsen, ein Prozess, der auch durch Erfahrungen geprägt wird. Erlebnisse können dadurch neue Verbindungen zu anderen Nervenzellen bewirken und gespeichert werden. Die entstandenen Nervenbahnen sind wie Straßen, die in dein Lustzentrum im Gehirn führen. Unabhängig davon, welchen Weg sie nehmen, lösen alle Stimuli, sobald sie im Gehirn angekommen sind, die Ausschüttung von Dopamin aus und versetzen dich so in einen Lustrausch. Du willst knutschen, fummeln, Sex haben, und zwar am liebsten auf der Stelle. Dieser Mechanismus kann allerdings durch verschiedene Faktoren gehemmt werden.

Eine lange To-do-Liste, die Angst vor einer Schwangerschaft und mangelnder Selbstwert drücken ordentlich auf die Lustbremse. Logisch: Wenn du zu sehr damit beschäftigt bist, deinem Gegenüber zu gefallen und Zweifel hast, ob du wirklich begehrenswert bist, streikt das Lustzentrum. Aber auch soziokulturelle Faktoren können Lust unterdrücken. Die Erkenntnis, dass der weibliche Orgasmus für die Fortpflanzung nicht notwendig ist, hat die weibliche Lust biologisch gesehen überflüssig gemacht. Viele Generationen waren daher damit beschäftigt, sich den sexuellen Bedürfnissen des Mannes anzupassen und haben nie gelernt, darauf zu achten, wie eigene Lust entsteht. Außerdem wird weibliche Lust nach wie vor gesellschaftlich gelabelt: Zu viel Lust macht aus uns eine Schlampe. Schließlich ist die Monogamie noch immer die bevorzugte Beziehungsform. Zu wenig Lust soll es aber bitte schön auch nicht sein; das schlägt auf die Stimmung und macht frigide. Der gesellschaftliche Blick auf das, was Lust darf, prägt uns ein Leben lang. Lust ist demnach ein Wechselspiel aus hemmenden und aktivierenden Einflüssen.[56] Nur eine Balance lässt zu, dass wir sie empfinden.

67 Wie entsteht aus Lust Erregung?

Egal, ob sie durch visuelle, auditive Reize oder Pheromone ausgelöst wird: Lust entsteht immer im Kopf. Von dort aus, und vielleicht unterstützt durch Berührungen, wird dann der Körper nach und nach in Erregung versetzt. Wie beim Sport erhöht sich zunächst dein Puls, dein »Herz rast« im Brustkorb und dein Blutdruck steigt. Die verstärkte Durchblutung lässt sich nicht verstecken, die Haut an deinen Wangen und am Dekolletee wird rot und dir wird ganz warm. Gleichzeitig steigt die Atemfrequenz und deine Atemzüge werden tiefer – der Körper stellt sich auf eine ausdauernde Betätigung ein. Dazu gehört, dass sich die Muskulatur im gesamten Körper anspannt. Auch an den Geschlechtsorganen macht sich die Erregung bemerkbar. Deine Nippel werden steif, die Klitoris schwillt an und verengt so den Vaginaleingang. Die Blutgefäße der Vulva und Vagina werden weit gestellt und du wirst feuchter. Die inneren Vulvalippen öffnen sich leicht, um eine Penetration zu ermöglichen. Die Lust auf Penetration lässt dich dein Körper auch spüren. Bei Erregung stellt sich die Gebärmutter auf und vergrößert so den hinteren Teil der Vagina. Das als »Zelt-Effekt« bezeichnete Phänomen soll uns zur Fortpflanzung ermuntern. Du nimmst es vielleicht als wohliges Ziehen im Unterleib oder angenehmes Stechen in der Vagina wahr. Aus welchen Situationen kennst du dieses Gefühl? Bei anhaltender Erregung nehmen diese körperlichen Veränderungen zu und erreichen eventuell im Orgasmus ihren Höhepunkt.

68 Warum tut mir Selbstbefriedigung gut?

Alle tun es, keiner spricht darüber: Selbstbefriedigung. Seit dem 18. Jahrhundert wurde Selbstbefriedigung als soziale Gefahr und unnatürliches Verhalten angeprangert. Einige Forscher versuchten sogar zu belegen, dass die weibliche Masturbation die Ursache der Krankheiten Tuberkulose und Pocken sei. Es ist also kein Wunder, dass bis heute allerlei Erzählungen darüber kursieren, welche schlimmen Dinge passieren werden, wenn man sich selbst verwöhnt. Dabei trifft das Gegenteil zu: Selbstbefriedigung ist ganz natürlich und sehr förderlich für die Gesundheit. Instinktiv setzen wir Masturbation ein, um uns zu entspannen. Das ergibt Sinn, denn jeder Höhepunkt führt nachweislich zu einer Reduktion des Stresshormons Cortisol. Die Kuscheleinheit mit dir selbst ruft noch andere Hormone auf den Plan: Oxytocin (das sogenannte Bindungshormon), das auch beim Stillen ausgeschüttet wird, sorgt für ein tiefes Wohlgefühl und Ausgeglichenheit. Dazu gesellen sich Endorphine, die dich in einen

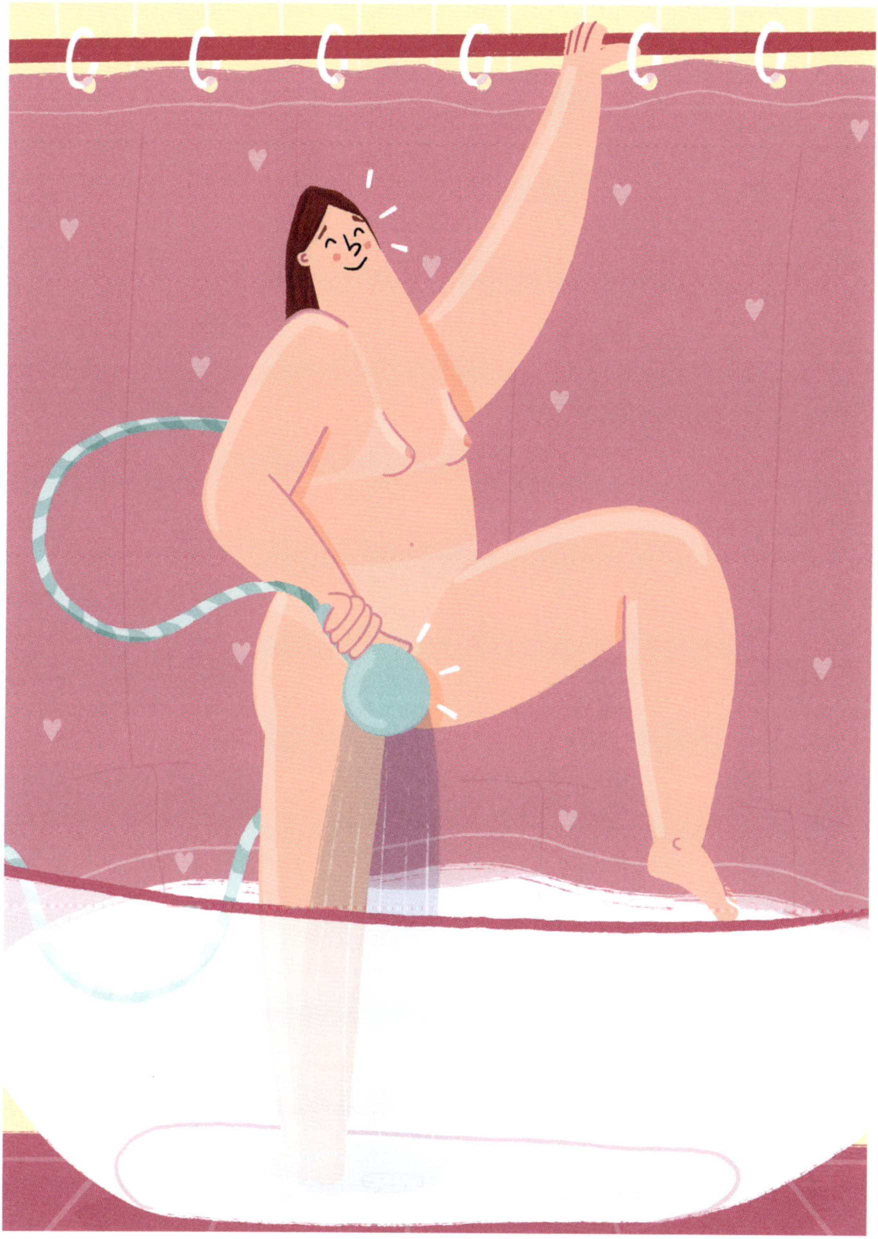

Date mit dem Duschkopf? Bei der Selbstbefriedigung sind der Fantasie keine Grenzen gesetzt.

berauschenden Glückszustand versetzen. Während der Stimulation werden in deinem Gehirn Regionen aktiviert, die für Freude und Belohnung zuständig sind. Fällt die Erregung nach dem Orgasmus ab, werden Botenstoffe ausgeschüttet, die dich schläfrig machen. Wenn du dich das nächste Mal stundenlang schlaflos im Bett wälzt, kann dir Selbstbefriedigung in einen erlösenden Schlaf verhelfen. Ganz nebenbei stärkst du dabei dein Immunsystem. Denn wer regelmäßig Hand anlegt, steigert die Anzahl der weißen Blutkörperchen und Antikörper zur Abwehr von Krankheitserregern. Der in meinen Augen schönste Nebeneffekt ist die Förderung deines Selbstbewusstseins. Wie das geht? Ähnlich wie Sport zu treiben oder sich etwas Leckeres zu kochen bedeutet, dir regelmäßig Zeit für Selbstbefriedigung zu nehmen, dass du dir selbst etwas wert bist. Deinen Körper dabei zu erkunden, zu erfahren, was dich erregt und welche Berührungen du gerne hast, formt dein sexuelles Wesen.

Solo-Sex nimmt Einfluss auf deinen partnerschaftlichen Sex, die Fähigkeit, ihn zu genießen und dabei zum Höhepunkt zu kommen. Das liegt an den unterschiedlichen Nervenzellen deiner Vulva: Manche reagieren auf Druck, andere auf Vibration oder Reibung. Wenn du dich hauptsächlich über Reibung erregst, wird diese Verbindung immer weiter ausgebaut und so zur Schnellstraße ins Glück, genau wie bei den Luststraßen ins Gehirn. Deine bevorzugte Technik bringt dich recht sicher, einfach und schnell zum Höhepunkt. Andere Verbindungen fehlen dann und können auch durch deinen Partner oder deine Partnerin nicht bedient werden. Je nachdem, wie sich deine Nervenzellen während der Selbstbefriedigung verknüpfen, kannst du verschiedene Wege erlernen, erregt zu werden. Selbstbefriedigung ist quasi Sex-Training und perfekt dafür geeignet, neue Wege der Stimulation auszuprobieren. Da erscheint es nur logisch, dass Frauen, die sich regelmäßig selbst befriedigen, im partnerschaftlichen Sex leichter zum Orgasmus kommen.[57]

Wie Kommunikation über Lust gelingt

Zu wissen, was man gerne mag, heißt leider nicht, dass man es auch gut kommunizieren kann. Sätze wie »Mir tut das nicht gut« oder »Lieber hätte ich es etwas langsamer« kosten sehr viel Überwindung. Das Verzwickte ist aber: Wenn du sie nicht sagen kannst, gibst du deinem Gegenüber nicht die Möglichkeit, etwas zu verbessern. Sprachlosigkeit führt unweigerlich zu Missverständnissen und diese wiederum zur sexuellen Frustration. Dabei kannst du lernen zu kommunizieren, was dir Lust macht und was nicht. Dazu gibt es eine einfache Übung aus der Sexualtherapie, die ihr in euren Alltag integrieren könnt. Dabei sucht ihr euch einen Tag, an dem du die Dirigentin bist. Das bedeutet, du bestimmst alles, was ihr unternehmt, was ihr esst und so weiter. Sätze, wie »Ich habe jetzt Lust auf …«, »… würde mir besser gefallen« oder »Genau so habe ich es mir gewünscht«, helfen dir, deine Bedürfnisse zu formulieren. Natürlich darf dein Gegenüber immer, wenn ihm oder ihr etwas nicht gefällt, einen Kompromiss vorschlagen. Der Dialog, der dabei entsteht, wird euch helfen, ihn im nächsten Schritt im Bett weiterzuführen.

Wenn du trotzdem Schwierigkeiten hast, während eures Liebesspiels Worte zu finden, kannst du alternativ über Gesten kommunizieren. Die Partnerübung »Sesam öffne dich« ist dafür gut geeignet. Dabei hältst du deine Faust, während dein Partner oder deine Partnerin dich auf verschiedene Arten oder an verschiedenen Stellen liebkost, zunächst geschlossen. Gefällt dir etwas gut, öffnest du sie Schritt für Schritt. Auch wenn sie zwischendurch fester zusammengeht, versucht ihr gemeinsam, die Faust wieder zu öffnen. Dein Gegenüber kann so ein Gespür entwickeln, welche Berührungen du gerne hast.

69 Durch welche Hormone wird meine Lust beeinflusst?

Wir haben gelernt, dass das Gehirn das wichtigste Sexualorgan ist. Aber auch Hormone leisten einen entscheidenden Beitrag zur Entstehung der Lust. Östrogen und Progesteron sind die wichtigsten weiblichen Geschlechtshormone und die Hauptakteure in unserem Zyklus. Unsere Libido wird jedoch von einem anderen Hormon regiert: Testosteron. Ist Testosteron nicht das männliche Geschlechtshormon? Ganz genau, aber es wird auch täglich in deinen Fett- und Muskelzellen hergestellt. Ein kleinerer Teil entsteht in den Eierstöcken und der Nebenniere. Je mehr Testosteron du hast, desto mehr Lust hast du auch.[58] Therapeutisch wird Testosteron als Pflaster oder vaginal eingeführt erfolgreich eingesetzt und erhöht so das sexuelle Verlangen; das gilt vor allem bei Frauen nach den Wechseljahren.[59] Gemeinsam mit Testosteron regiert Östrogen dein sexuelles Verlangen. Hast du viel Östrogen, fühlst du dich attraktiver und die Anziehung gegenüber dem anderen Geschlecht steigt. Für Frauen, die auf Frauen stehen, lässt sich ein ähnlicher Effekt vermuten. Studien dazu fehlen leider bisher.

Was deine Lust angeht, hat noch ein weiteres Hormon etwas zu sagen: Cortisol. Vielen ist es als Stresshormon bekannt, aber es besteht ein direkter Zusammenhang zwischen dem Cortisolspiegel und deiner sexuellen Genussfähigkeit. Cortisol lässt dich Sex auskosten und setzt der sexuellen Begegnung quasi das Sahnehäubchen auf!

Neben den luststeigernden Hormonen gibt es auch solche, die dein Lustempfinden hemmen. Dazu gehört insbesondere Progesteron. Es führt nicht nur zur den typischen PMS-Beschwerden, sondern hemmt auch deine Lust. Prolaktin kann die Libido ebenfalls lahmlegen. Allerdings wird es hauptsächlich in bestimmten Lebensphasen ausgeschüttet. Die Hauptwirkung von Prolaktin besteht in einer Reifung und Milchproduktion der Brust. Es wird daher hauptsächlich während der Schwangerschaft und Stillzeit ausgeschüttet. Manche Erkrankungen, wie eine schwere Schilddrüsenunterfunktion und bestimmte Antipsychotika, führen dazu, dass auch außerhalb dieser physiologisch vorgesehenen Phasen große Mengen Prolaktin ausgeschüttet werden. Deine Lust hat dann kaum eine Chance zu entstehen.

70 Wie verändert sich die Lust während des Zyklus?

Viele Frauen spüren in der Mitte des Zyklus das stärkste sexuelle Verlangen. Das ist kein Zufall, sondern von der Natur clever eingerichtet. Rund um den Eisprung, wenn die Chance schwanger zu werden am höchsten ist, sollen wir bitte schön auch den meisten Sex haben – schließlich sind wir für die Fortpflanzung gemacht. Das steigende Östrogen sorgt während der Follikelphase dafür, dass du dich wohlfühlst und schön findest. Außerdem wird Testosteron während des Zyklus in unterschiedlichen Mengen ausgeschüttet. Um den Eisprung steigt der Testosteronspiegel an, um in der zweiten Zyklushälfte bis zur Periode kontinuierlich abzufallen.[60] Kurz vor deiner Menstruation ist die Lust daher am geringsten. Außerdem hemmt der steigende Progesteronspiegel während der zweiten Zyklushälfte deine Lust. Durch die Abwesenheit von Östrogen findest du dich außerdem weniger attraktiv. Und wer sich nicht begehrenswert fühlt, hat eben auch weniger Lust auf Sex. Statistisch gesehen nimmt die Libido mit Einsetzen der Blutung zwar wieder Fahrt auf, trotzdem fühlen sich viele Frauen während der Periode in ihrer Sexualität gehemmt.[61] Daran sind nicht die Hormone schuld, sondern die Gesellschaft. Eigentlich gäbe es viele gute Gründe für Sex während der Periode. Ein Orgasmus wirkt entkrampfend, fördert die Durchblutung und lindert so Periodenbauchschmerzen. Einige Frauen beschreiben ein lustvolleres Erleben der Penetration und sogar einen schnelleren Orgasmus, was ebenfalls auf die bessere Durchblutung zurückgeführt werden kann. Wir entwickeln unser sexuelles Wesen aber in einer Gesellschaft, in der Periodenblut als schmutzig und Frauen in dieser Zeit als unrein gelten. Es ist also kein Wunder, dass sich die meisten Menstruierenden unwohl fühlen und 40 Prozent aller Frauen sogar sagen, sie schließen Sex während der Periode vollkommen aus.[62]

71 Hat die Antibabypille Einfluss auf meine Libido?

Vor der Markteinführung der Pille war die Angst vor einer ungewollten Schwangerschaft ständiger Begleiter und hemmte Frauen, ihre Libido frei zu entfalten. Sechs Jahrzehnte später ist es für uns eine Selbstverständlichkeit, frei von dieser Sorge Sexualität zu erleben. Das Image der Antibabypille hat seitdem allerdings gelitten. Sie wird für Gewichtszunahme, Stimmungsschwankungen und oftmals auch für Libidoverlust verantwortlich gemacht. Was ist dran an dieser Vermutung?

Darüber ist sich die Fachwelt uneinig. Was wir wissen: Durch die Pille wird die um den Eisprung ansteigende Testosteronausschüttung unterdrückt. Der Testosteronspiegel bleibt über den gesamten Zyklus konstant und die zyklusbedingten Schwankungen der Libido entfallen. Bedeutet das auch, dass Pillenanwenderinnen weniger Lust haben? Nicht zwingend. In einer großen wissenschaftlichen Arbeit wurde herausgefunden: Es gibt Frauen, die unter der Pille eine verminderte Libido spüren, aber sogar etwas mehr Frauen, die von einem gegenteiligen Effekt berichten.[63] In zwei Studien konnte gezeigt werden, dass Pillenanwenderinnen während der Follikelphase und der Menstruation ein höheres sexuelles Verlangen spüren.[64, 65] Wie kann das sein? Zum einen sorgt das in der Pille enthaltene Östrogen für eine bessere Befeuchtung der Vagina und damit bei manchen Frauen für ein lustvolleres Sexualleben.[66] Zum anderen hängt das mit der Zusammensetzung der Pille und unserer genetischen Ausstattung zusammen. Denn sowohl Östrogen als auch Gestagen sind in der Lage, das Sexualhormon-Bindungsprotein (SHBG) zu erhöhen. SHBG transportiert Testosteron durch die Blutgefäße dahin, wo es gebraucht wird. Testosteron kann erst wirken, wenn es seinen Transporter verlassen hat. Und mehr SHBG führt zu weniger freiem, wirksamem Testosteron. Das Ausmaß dieses Effekts ist abhängig von der Zusammensetzung der Pille. Sowohl die Art der enthaltenen Hormone als auch die Dosis spielen dabei eine Rolle. So senkt das in den meisten Pillen enthaltene *Ethinylestradiol* Testosteron durch die Erhöhung von SHBG stärker als die Östrogene Estradiol und Estradiolvalerat. Das sexuelle Verlangen kann dadurch in seltenen Fällen gehemmt werden – muss es aber nicht. Der Effekt ist abhängig davon, wie empfindlich deine Sensoren für Testosteron sind. Und das wird nicht von der Pille beeinflusst, sondern von den Genen.

Wir halten fest: Es gibt unwahrscheinlich viele Faktoren, die unser sexuelles Verlangen beeinflussen. Das macht es schwer, einen eindeutigen Zusammenhang zwischen Pillenanwendung und Lust nachzuweisen. Auch wenn die Studienlage nicht eindeutig ist, wissen wir, dass die Pille bei den meisten Frauen keine Auswirkung auf die Libido hat.[67] Das Ausmaß der Erregung und die Orgasmusfähigkeit werden durch die Pilleneinnahme nicht beeinflusst.[68] Wenn dir der Sinn für gewisse Zeit nicht nach Sex steht, solltest du nicht als erste Maßnahme die Pille absetzen. Die Fragen »Wie viel Stress habe ich aktuell?« und »Gibt es ungeklärte Probleme in der Beziehung?« bringen dich vermutlich eher zurück zu dem Lustempfinden, das du dir wünschst.

72 Warum habe ich keine Lust auf Sex?

Der Verlust von sexuellem Verlangen fällt medizinisch gesehen unter die sexuellen Funktionsstörungen. Doch ist Lustlosigkeit eine Störung? Oder besteht dieses Defizit nur im Gegensatz zu der gesellschaftlichen Erwartung der allzeit bereiten Liebhaberin? Jede zehnte Frau erlebt im Lauf ihres Lebens Phasen verminderter oder fehlender Lust. Es muss unterschieden werden, ob das fehlende sexuelle Verlangen völlig okay für die Betroffene ist oder ein Leidensdruck besteht. Wenn dich Lustlosigkeit belastet, solltest du etwas ändern. Als ersten Schritt gilt es die Ursache zu finden. Das ist gar nicht so einfach, denn die Gründe sind oft komplex, psychologische, körperliche und soziale Faktoren nehmen Einfluss. Lustkiller Nummer eins ist allerdings Stress. Ein anstrengender Alltag oder Herausforderungen im Job lassen keinen Raum für anregende Gedanken.[69] Eltern sind damit ausgelastet zu funktionieren, bis die Kinder im Bett sind. Kommen dann noch Geld- oder andere Sorgen hinzu, bleibt die Lust komplett auf der Strecke. Außerdem finden sich in der Hitliste der Lustkiller Partnerschaftsprobleme. Wenn ungeklärte Konflikte bestehen, kann sich das körperlich äußern und die Lust verkrümelt sich in die hinterste Ecke deiner Beziehung.

Auch in stabilen, gut funktionierenden Partnerschaften kommt es vor, dass die Libido verschwindet. Langeweile macht sich bei fast allen Paaren mit der Dauer der Beziehung breit. Die Anzahl der Sexualkontakte nimmt natürlicherweise mit der Dauer der Beziehung ab. Während Paare in den ersten zwei Jahren ihrer Beziehung durchschnittlich zwischen acht- und zehnmal im Monat Sex haben, reduzieren sich die sexuellen Kontakte nach zehn Jahren auf die Hälfte.[70]

Krankheiten nehmen Körper und Geist vollkommen ein. Und damit ist nicht eine vorübergehende Grippe gemeint. Viele psychische Erkrankungen, allen voran die Depression, bremsen die Lust auf Sex oft vollständig aus. Auch eine Schilddrüsenunterfunktion oder gynäkologische Erkrankungen, die zu Schmerzen beim Sex führen, hemmen die Libido. Außerdem lohnt sich ein Blick auf die Beipackzettel der von dir eingenommenen Medikamente. Beruhigungsmittel, Antidepressiva, Blutdrucksenker und Cholesterinsenker können Lustkiller sein. Dazu kommen Phasen im Leben einer Frau, in denen die Lust naturgemäß weniger ist. Nach einer Schwangerschaft nimmt der Oxytocinspiegel ab und das Stillhormon Prolaktin hemmt die Libido stark. Außerdem nehmen schwierige Geburtserlebnisse Einfluss auf unser Lustempfinden und können sogar zu Schmerzen beim Sex führen. Noch schwieriger wird es mit zunehmendem Alter: Die Wechseljahre markieren für viele Frauen einen Wendepunkt in ihrer Sexualität. Schuld ist das abfallende Oxytocin, durch das einem der Sinn seltener nach Sex steht.

Für ein lustvolles Sexualleben spielt das Körperbild eine entscheidende Rolle. Wer sich selbst nicht als attraktiv wahrnimmt und mit Selbstzweifeln, à la »Wie soll man auf mich Lust haben?«, beschäftigt ist, entwickelt eine Distanz zum eigenen Körper. Druck vom Partner oder der Partnerin verunsichern dann zusätzlich und hemmen die Lust.

Einer besonderen Herausforderung sehen sich Frauen gegenüber, die sexualisierte Gewalt erlebt haben. Es braucht viel Zeit und eine professionelle Begleitung, bis sich Betroffene wieder ihrer Sexualität widmen können.

Neben psychischen und körperlichen beeinflussen soziokulturelle Faktoren unser Sexualverlangen. In der Geschichte wurde uns Frauen Sexualität für lange Zeit gänzlich abgesprochen. Bis heute dauert die Vorstellung an, dass Frau ihre Bedürfnisse für die Familie zurückzustellen hat. Sie soll eine gute Mutter, Hausfrau und Ehefrau sein. Temperamentvolle Liebhaberin, aber bitte nicht zu lustvoll oder auf eigene sexuelle Bedürfnisse bedacht. Viele Generationen konnten basierend auf diesen Geschlechterrollen keinen Zugang zur eigenen Lust finden.

Sexuelle Unlust überwinden

Es muss nicht immer einen Grund dafür geben, keine Lust zu haben. Längere Phasen ohne sexuelles Verlangen sind vollkommen normal. Falls du allerdings darunter leidest, solltest du etwas unternehmen. Denn in erster Linie bist du selbst für deine sexuelle Befriedigung verantwortlich. Dies kannst du ausprobieren:

- **Stress abbauen:** Yoga, Atem- oder Meditationsübungen können dir dabei helfen. Auch Sport hilft, Glückshormone freizusetzen und Stress abzubauen. Wenn du weißt, was dir hilft mit Stress umzugehen, gibt es wieder mehr Raum für andere Bedürfnisse.
- **Kommunikation:** Gehe zunächst mit dir selbst in den Dialog und stelle dir Fragen, wie: Was macht mir eigentlich Lust und was nicht? Seit wann habe ich keine Lust? Wie erkläre ich mir das selbst? Was würde passieren, wenn das Problem verschwindet? Oft kommst du damit einer Lösung schon sehr nahe. Im nächsten Schritt kannst du dann Wünsche und Bedürfnisse mit deinem Partner oder deiner Partnerin besprechen.
- **Konflikte erkennen:** Gibt es in deiner Partnerschaft Probleme, die unausgesprochen sind? Oder Situationen, die dich verletzt haben und die noch nicht verziehen sind? Geht das gemeinsam an, denn unverarbeitete Beziehungskonflikte sind ein echter Lustkiller.
- **Aktiv werden:** Nach einem anstrengenden Arbeitstag oder einem fordernden Tag mit den Kindern möchte man einfach nur ausruhen. Ist man anschließend auf eine Feier eingeladen, steht man vor der Entscheidung: Absagen oder Hintern hoch und hingehen? Oft wird es besonders dann ein schöner Abend. Genau das Gleiche gilt in der Sexualität: Passiv sein ist einfach. Es lohnt sich, ab und zu mal die Initiative zu ergreifen.
- **Sich Zeit nehmen:** Sex kurz vor dem Zubettgehen, während du ausrechnest, wie viel Schlaf du noch abbekommst, ist ermüdend. Da hilft manchmal eine feste Verabredung. Ja, richtig gehört – ein Sexdate mit deinem Partner oder deiner Partnerin. Denn befriedigende Sexualität kann nur in entspannter Atmosphäre gelingen.

- **Mit Routinen brechen:** Du erinnerst dich an die Luststraßen? Vielleicht braucht es die Erregung über andere erogene Zonen wie den Hals, die Ohren oder die Innenseite der Oberschenkel. Mit Zunge und Fingern könnt ihr auch Tempo und Druck variieren. Es macht einen Unterschied, ob ihr Bewegungen klein und rhythmisch oder großzügig und fließend ausführt. Versucht mal, andere Wege der Stimulation zu probieren.
- **Achtsam sein:** Frei von Forderungen und Erwartungen Nähe zu spüren, kann man üben, und zwar mit der sogenannten Sensate-Focus-Methode. Dabei geht es darum, den eignen Körper und den Körper des Gegenübers mit allen Sinnen wahrzunehmen, ohne dass Sex dabei im Vordergrund steht. Den Leistungsdruck aus eurer Begegnung herauszunehmen, kann wahre Wunder bewirken.
- **Pflanzliche Präparate:** Karottensamen, über 6 Wochen 500 Milligramm täglich eingenommen, führen zu einer nachweislichen Luststeigerung.[71] Auch für Maca, ein Extrakt aus dem peruanischen Knollengewächs *Lepidium meyenii,* konnte ein Libido steigernder Effekt nachgewiesen werden.[72, 73] Bei der Einnahme von Zitronenmelisse kam es in Studien ebenfalls zu einer Verringerung von sexuellen Funktionsstörungen.[74] Für Frauen in den Wechseljahren kann insbesondere Ginseng, frisch oder in getrockneter Form, gut eingesetzt werden, um der Lust auf die Sprünge zu helfen. Die Effekte ließen sich aber bisher nur in Studien mit kleinen Gruppen nachweisen.[75] Außerdem fehlt es an Daten zu langfristigen Effekten dieser Präparate.

Sollten dir diese Tipps nicht weiterhelfen, sind deine Frauenärztin oder dein Frauenarzt genau die richtigen Ansprechpartnerinnen oder Ansprechpartner für dieses Thema. Es gibt auch speziell ausgebildete Psychotherapeutinnen und -therapeuten, die Sexualtherapien anbieten. Auch Paartherapien sind möglich. Die Erfolgsquoten dieser Angebote sind sehr gut.

73 Warum gibt es kein luststeigerndes Medikament für Frauen?

Viele wünschen sie sich: die Wunderpille, die mehr Lust auf Sex macht. Auch wenn mit Hochdruck an Medikamenten geforscht wird, existieren bisher nur wenige Präparate, für die es einen nachweislichen Effekt gibt. Dafür sind die komplexen Zusammenhänge zwischen körperlichen, psychologischen und medikamentösen Faktoren, die auf die Libido wirken, verantwortlich. Keine Pille der Welt kann sexuelles Verlangen auslösen, wenn wir eigentlich stinksauer auf unseren Partner oder unsere Partnerin sind. In den USA wurde 2016 eine kleine rosafarbene Pille herausgebracht, die verspricht, die Lust in jedes Sexleben zurückzubringen. Klingt fantastisch? Stimmt, nur leider hatte sie keinen besonders großen Erfolg. Denn die vermeintlich lustlose Frau hat anders als der Mann, der keine Erektion mehr bekommt (aber Lust hat), keine Durchblutungsstörung. Welche Faktoren auch immer der Grund dafür sind: Die Lust im Gehirn entsteht gar nicht erst. Zwar setzt die Pille genau dort an, denn durch den Wirkstoff Flibanserin sollen Botenstoffe im Gehirn so beeinflusst werden, dass der Wunsch nach Sex verstärkt wird, aber der Anstieg der befriedigenden Sexualkontakte liegt lediglich bei 0,5 bis 1 pro Monat! Und anders als Viagra muss das Medikament täglich eingenommen werden und hat erhebliche Nebenwirkungen, wie Benommenheit, Blutdrucksenkung, Übelkeit und Infekte der Atemwege. Vermutlich braucht es bei vielen Frauen eher klärende Gespräche als eine Wunderpille.

WIE WIR FEUCHT WERDEN UND »KOMMEN«

Unsere Sexualität ist häufig von Selbstvorwürfen geprägt, wie etwa: Werden wir nicht feucht genug, stimmt was nicht mit uns. Kommen wir nicht zum Höhepunkt, sind wir selbst schuld. Das ist Unsinn! Wie feucht werden und »kommen« wirklich funktioniert, was uns davon abhalten kann und wie wir am besten Einfluss nehmen, solltest du daher unbedingt wissen.

74 Wie wird meine Vagina feucht?

Anatomisch haben wir alle die gleichen Voraussetzungen, durch Erregung feucht zu werden. Sexuelle Fantasien, Berührungen an erogenen Zonen oder eine direkte Stimulation der Klitoris geben den Startschuss für die körpereigene Flüssigkeitsproduktion, die wir Lubrikation nennen. Ein Teil stammt aus der weiblichen Prostata (ihr Sekret ähnelt dem der männlichen Prostata), die in den unteren Teil der Harnröhre mündet. Parallel geben zwei weitere erbsengroße Drüsen, die sogenannten Bartholindrüsen, ihr Sekret in den Vaginalvorhof ab. Der Großteil der Feuchtigkeit stammt aber aus der Vagina selbst. Erregung bewirkt eine Steigerung der vaginalen Durchblutung. Die Blutgefäße sind so voll, dass sie einen Teil ihrer Flüssigkeit in die Vagina loswerden wollen, das Transsudat. Zusammengenommen ergibt sich eine schmierige, durchsichtige und eher geruchsneutrale Flüssigkeit, die sich ihren Weg auf die Vulva bahnt. Kommt die Klitoriseichel mit der Flüssigkeit in Berührung, führt das zu einem erstaunlichen Effekt: Sie bestätigt die Erregung an das Gehirn zurück, was zur Produktionssteigerung des Vaginalsekrets führt. Wir werden noch feuchter.

75 Warum werde ich nicht mehr feucht?

Manchmal funktioniert es mit dem »feucht werden« einfach nicht so, wie wir es uns vorstellen. Das kann auf bestimmte Situationen, wie den Sex, begrenzt oder dauerhaft ein Problem sein. Obwohl Betroffene sehr leiden, spricht fast niemand darüber. Der damit einhergehende Juckreiz, das unangenehme Brennen und die Schmerzen beim Sex lösen sich jedoch nicht von allein in Luft auf. Aber wie kommt es überhaupt zu dem Problem?

Auf Platz eins der Ursachen bei jüngeren Frauen steht: Keine Lust. Das bedeutet nicht, dass mit dir etwas grundlegend nicht in Ordnung ist, sondern nur, dass dich dein Gegenüber oder das, was ihr macht, nicht erregt. Deine Drüsen produzieren dann kein Sekret und teilen dir auf diese Weise mit: So nicht! Berührungen werden aufgrund der starken Reibung schnell unangenehm und das Eindringen in die Vagina nahezu unmöglich. Du solltest auf deinen Körper hören und in Kommunikation gehen. Einfach Augen zu und durch, um deine Partnerin oder deinen Partner nicht zu enttäuschen, sollte keine Option sein. Denn das führt zu Schmerzen, die sich dein Körper merkt und es wird mit jedem Mal schwieriger, feucht zu werden.

Mit in den oberen Rängen steht zudem die falsche Intimhygiene. Zu viele Pflegeprodukte schaden der empfindlichen Vaginalschleimhaut und trocknen sie aus. Während deiner Periode solltest du darauf achten, nicht zu häufig die Tampons zu wechseln. Besonders an den schwächeren Tagen führt das dazu, dass die Feuchtigkeit deiner Schleimhaut mit aufgesaugt wird. Neigst du zu einer trockenen Vagina, kannst du auf eine Menstruationstasse oder Periodenunterwäsche umsteigen. Eine trockene Vaginalschleimhaut ist sehr verletzlich, kleinere Risse und Schürfungen kommen häufiger vor und machen es Krankheitserregern leicht, einzudringen. Pilze und Bakterien können deine Vagina dann zusätzlich austrocknen.

Sinkt der Östrogenspiegel, wird die Vaginalschleimhaut nicht mehr ausreichend dick aufgebaut und die Lubrikation nimmt ab. Betroffen sind Frauen, die mit der Hormonspirale oder einer reinen Gestagenpille verhüten. Auch während Schwangerschaft und Stillzeit fehlt Östrogen und eine trockene Vagina sowie Schmerzen beim Sex sind besonders häufig. Nach den Wechseljahren ist Östrogenmangel unser ständiger Begleiter. Die Schleimhaut bleibt dauerhaft dünn und eine ausreichende Befeuchtung ist nur noch bei wenigen Frauen möglich. »Das ist halt so, wenn man älter wird«, könnte man jetzt sagen. Wir bleiben aber ein Leben lang sexuelle Wesen und sollten daher Hilfe suchen, wenn wir betroffen sind.

Effektive Hilfe bei trockener Vagina

Was ist zu tun, wenn deine Säfte nicht so fließen, wie du möchtest? Bevor man zu Gleitgel als Hilfsmittel greift, lohnt es sich, einmal die Frage zu stellen: Möchte ich momentan überhaupt Sex haben? Und: Ist das der Sex, den ich haben will? Denn oft sind es nicht die Drüsen, sondern unser Gehirn, das die Vagina daran hindert, feucht zu werden. Falls du aber Lust hast, steht dem Griff zur Gleitgel-Tube nichts im Weg. Natürlich ist der Effekt auf den Sex begrenzt, das Gleitgel auf den Vaginaleingang oder die Klitoris aufgetragen setzt aber einen Rückkopplungsmechanismus in Gang – sie senden die Info ans Gehirn: Mehr davon, bitte! Und die Geschlechtsdrüsen starten die körpereigene Gleitgelproduktion. Praktisch, oder? Wenn du dauerhaft mit einer trockenen Vagina zu kämpfen hast, solltest du sie täglich mit einer befeuchtenden Fettcreme pflegen. Um der Vaginaltrockenheit entgegenzuwirken, eignen sich hormonfreie Feuchtcremes oder medizinische Hautschutzsalben. Reicht das nicht aus, solltest du dich an deine Frauenarztpraxis wenden. Es gibt östrogenhaltige Salben mit einer geringen Hormondosis, die für ein Wachstum der Vaginalschleimhaut sorgen und die Beschwerden so lindern. Da durch die lokale Anwendung kaum Hormone in den Blutkreislauf gelangen, sind Nebenwirkungen sehr selten. Bei Frauen nach den Wechseljahren handelt es sich dabei nicht um eine kurzfristige Kur. Um die Beschwerden zu lindern, muss die Salbe dauerhaft angewendet werden oder zumindest, solange man sexuell aktiv sein möchte.

Wer keine Hormone nehmen darf oder kann, hat seit ein paar Jahren eine wirksame Alternative: den Vaginallaser. Dabei wird eine kleine Sonde in die Vagina eingeführt, die kleine Verletzungen in der Vaginalschleimhaut setzt. Das umgebende Gewebe wird dadurch angeregt, die Vaginalschleimhaut dicker aufzubauen. Klingt schmerzhaft? Das ist es zum Glück nicht. Allerdings muss der Eingriff bisher aus eigener Tasche bezahlt werden. Angesichts der deutlichen Verbesserung der Lebensqualität und sexuellen Funktion durch die Anwendung kann sich das durchaus lohnen.[76, 77] Das Lasern führt außerdem zu einer Balance der Vaginalflora mit Zunahme der Laktobazillen und damit einhergehender Absenkung des vaginalen pH-Werts.[78]

76 Gibt es die weibliche Ejakulation?

Pornografie beeinflusst unsere Sexualität nachhaltig. Zu Recht stehen Mainstream-Pornos in der Kritik, und zwar wegen der Erniedrigung der

Frau, standardisierter Körperbilder und einer zunehmenden Radikalisierung. Sie haben in den letzten Jahren aber auch etwas Positives mit sich gebracht: Die weibliche Ejakulation, oder auch *Squirting* (aus dem Englischen *to squirt,* »(heraus-)spritzen«) genannt, wurde enttabuisiert. Dass auch Frauen eine Prostata besitzen, haben wir bereits gelernt. Sie ist von Frau zu Frau unterschiedlich ausgeprägt und besteht aus Drüsen. Während des Orgasmus wird ihr Sekret als weibliche Ejakulation in die Harnröhre gepumpt.[79] Zwischen zwei und fünf Milliliter ergießen sich so in den Vaginalvorhof. Wenn nach dem Höhepunkt die Laken nass sind, ist das also kein Grund, sich zu schämen. In so manchem Porno beobachtet man ein weiteres Phänomen: Während oder kurz nach dem Orgasmus spritzen die Darstellerinnen in hohem Bogen Flüssigkeit aus ihrem Intimbereich. Dabei handelt es sich um sehr stark verdünnten Urin, der aus der Blase und nicht aus den Geschlechtsdrüsen kommt. Welches Phänomen als weibliche Ejakulation bezeichnet wird, darüber streitet sich die Fachwelt. Fest steht: Manche Frauen haben eine Ejakulation, andere nicht. Wenn Sexualität lustvoll gelebt wird, geraten allerdings jegliche Körperflüssigkeiten in den Hintergrund.

77 Kommen alle Frauen durch Penetration zum Orgasmus?

Immer wieder kommen Frauen in die gynäkologische Sprechstunde und suchen Rat, weil sie bei der Penetration nicht zum Höhepunkt kommen. Häufig bestärken die Partner das Gefühl, dass sie mit diesem »Problem« alleine dastehen und etwas mit ihnen nicht stimmt, mit Aussagen wie: »Sonst ist bei mir jede Frau vaginal zum Orgasmus gekommen«. Dabei kann dieser Eindruck statistisch gesehen nicht stimmen. In wissenschaftlichen Studien wurde nachgewiesen, dass nur 30 Prozent aller Frauen durch reine Penetration zum Höhepunkt kommen.[80] Das heißt, es ist völlig normal, wenn dir Penetration nicht ausreicht, um einen Höhepunkt zu erleben. Natürlich braucht es sie zur Fortpflanzung und wenn die Vagina ausreichend feucht ist, kann Penetration viel Lust bereiten und ein besonderes Gefühl von Verbundenheit herstellen. Allerdings ist entgegen dem, was viele Männer glauben und in Pornos über den Bildschirm flimmert, »rein-raus-rein-raus« aber nicht der Schlüssel zur Befriedigung der allermeisten Frauen. Das lässt sich ganz einfach erklären: Die Vagina ist im Vergleich zur Klitoris mit extrem wenigen Nervenfasern ausgestattet. Das ist sinnvoll – eine Geburt wäre sonst nicht auszuhalten. Die vaginale Penetration spielt daher bei vielen Frauen kaum eine Rolle bei der Erregungsbildung. Es braucht vielmehr eine direkte klitorale Stimulation, um den Höhepunkt zu erleben. Weil keiner darüber sprechen möchte, dass »Rein-raus-Sex« nicht genügt (schließlich könnte er ja das Gefühl bekommen, kein guter Liebhaber zu sein), führt das oft zur Showeinlage des vorgetäuschten Orgasmus. Das ist anstrengend und der Fokus auf die eigenen Bedürfnisse geht komplett verloren. Außerdem unterstützt es die Annahme, alle Frauen könnten durch Penetration einen Höhepunkt erleben.

Kleine Dinge würden helfen, diese Dynamik in den Schlafzimmern umzukehren. Erstens – und ich kann es nicht oft genug betonen: Kommunikation! Der Partner muss wissen, dass die bisherige Vorgehensweise nicht zur sexuellen Befriedigung führt. Die Tatsache, dass ein »vaginaler Orgasmus« nicht möglich ist, sollte nicht als Defizit betrachtet werden. Vielmehr ist es eine Chance, neue Wege zu gehen und Möglichkeiten der direkten klitoralen Stimulation gemeinsam auszuprobieren. Unsere Orgasmusfähigkeit ist, was Dauer und Häufigkeit betrifft, der der Männer sogar überlegen. Wir können mehrere Orgasmen hintereinander erleben und unser Orgasmus bleibt ewig jung, denn die Klitoris altert nicht, sie bleibt ein Leben lang hoch sensibel. Das Streben danach, bei jedem Sex zum Höhepunkt zu kommen, darf durchaus grundsätzlich infrage gestellt werden; der Gedanke »Ich muss einen Orgasmus erreichen« baut oft Druck auf. Der weibliche Orgasmus kann niemals allein durch Streicheln oder Lecken der Klitoris entstehen. Denn genau wie bei der Entstehung von Lust müssen Gehirn und Genitalien im Einklang sein. Wenn du dich nicht frei fühlst und dir deine Fantasien nicht erlaubst, wird es schwer, den Höhepunkt zu erleben.

Mythos

MAN UNTERSCHEIDET EINEN VAGINALEN VON EINEM KLITORALEN ORGASMUS

Diesen Nonsens haben wir Sigmund Freud zu verdanken, der 1905 in »Drei Abhandlungen zur Sexualtheorie« einen klitoralen Orgasmus, der seiner persönlichen Meinung nach kindlich und unreif sei, vom vaginalen Orgasmus der reifen Frau unterschied. Das wissen wir heute besser: Aus wissenschaftlicher Sicht besteht kein Unterschied zwischen vaginalem und klitoralem Orgasmus. Lediglich die Art und Weise, wie er hervorgerufen wird, unterscheidet sich: durch direkte Stimulation der Klitoriseichel beziehungsweise der umgebenden Vulva mit darunter liegender Klitoris oder durch vaginale Penetration. Dabei sind es nicht die überschaubaren Nervenendungen in der Vagina, die das Feuerwerk im Körper auslösen, sondern die den Vaginaleingang umschließenden, nicht sichtbaren Klitorisschenkel. Sie werden durch die Penetration stimuliert und feuern Erregungssignale ins Gehirn. Es liegt demnach jedem weiblichen Orgasmus die Stimulation der Klitoris zugrunde.

78 Gibt es den G-Punkt wirklich und wenn ja, wo ist er?

Ein Großteil der Männer und Frauen glauben an die Existenz des G-Punkts. Es sei ein besonders erogenes Areal in der oberen, vorderen Vaginalwand, dessen Stimulation schnell und besonders intensive Orgasmen hervorrufe. Sein Namensgeber Ernst Gräfenberg machte ihn bei seiner Erstbeschreibung sogar für die bei einigen Frauen auftretende weibliche Ejakulation verantwortlich. Einige Untersuchungen unterstützen die Annahme, dass der G-Punkt vorhanden ist. Diesen Schluss ziehen sie aus Befragungen von Frauen, von denen über die Hälfte angeben, im Besitz einer solchen erogenen Zone zu sein.[81] Subjektive Wahrnehmung entspricht allerdings nicht immer wissenschaftlichen Tatsachen. Eine große Untersuchung, in der 2012 alle bisherigen Studien genauer betrachtet wurden, hielt fest, dass es keinen Beweis für das Vorhandensein des G-Punkts gibt.[82] Wie kann es also sein, dass so viele Frauen vom Gegenteil ausgehen? In einer Studie wurden bei einer kleinen Gruppe Frauen während einer direkten klitoralen Stimulation und der Penetration die Vagina, die Klitoris und umgebende Strukturen per Ultraschall untersucht. Dabei stellte man fest, dass während der vaginalen Penetration ein Absinken der Klitoris in Richtung der vorderen Vaginalwand stattfand. Während der externen, direkten Stimulation der Klitoriseichel fehlte dieser Effekt.[83] Daher gehen inzwischen viele Expertinnen und Experten davon aus, dass der mysteriöse G-Punkt einfach ein Areal der Vaginalwand ist, dem die Klitoris von allen Seiten dicht anliegt. Trotz fehlendem Beleg seiner Existenz haben sich an diesem Areal chirurgische Eingriffe etabliert, die der lustlosen Frau eine erfülltere Sexualität bescheren sollen. Eine G-Punkt-Unterspritzung mit Hyaluronsäure, unter plastischen Chirurginnen und Chirurgen auch »G-Shot« genannt, ist für mehrere Hundert Euro zu haben und bewirkt: rein gar nichts.[84] Das Geld wäre in einen Workshop über Stimulationsmöglichkeiten abseits der Penetration besser investiert.

Gleichberechtigung gibt's nicht mal beim Orgasmus

Nicht jedes sexuelle Erlebnis führt zum Höhepunkt – so weit, so gut. Allerdings gibt es deutliche geschlechterspezifische Unterschiede. 95 Prozent aller heterosexuellen Männer kommen beim Sex regelmäßig zum Orgasmus, aber nur 65 Prozent der Frauen.[85] Dieser Unterschied wird *Orgasm Gap* genannt und verdeutlicht, welche untergeordnete Rolle die weiblichen Bedürfnisse in der partnerschaftlichen Sexualität oft spielen. Bei Frauen, die mit Frauen Sex haben, sieht es anders aus: 86 Prozent erreichen regelmäßig einen Höhepunkt.

SCHMERZEN BEIM SEX

Wir Frauen wachsen mit der Erwartung auf, dass das erste Mal weh tun wird. Im Sexualkundeunterricht geht es um das Zerreißen des Jungfernhäutchens und keiner spricht darüber, wie sich Sex eigentlich anfühlt oder wie er sich nicht anfühlen sollte. Entsprechend gehen wir davon aus, dass Schmerzen beim Sex normal sind. Das sind sie nicht! Aufzuklären, was die Ursachen sein können und was du tun kannst, wenn du unter Schmerzen beim Sex leidest, ist daher enorm wichtig.

79 Welche Ursachen haben Schmerzen bei Berührung der Vulva?

Einvernehmlicher Sex ist frei von Schmerzen, außer, sie sind Teil der bevorzugten Sexpraktik. Trotzdem leidet jede fünfte bis zehnte Frau unter Schmerzen beim Sex *(Dyspareunie)*. [86] Die Schmerzen können dauerhaft oder wiederholt auftreten und stechend, ziehend oder brennend sein. Außerdem unterscheiden wir eine innere von einer äußeren *Dyspareunie*. Die äußere *Dyspareunie* kann schon bei sanften Berührungen der Vulva oder des Vaginaleingangs beispielsweise während des Pettings auftreten. Eine häufige Ursache sind Infektionen, allen voran die Pilzinfektion. Sie führt zu kleinen Rissen in Haut und Schleimhaut, die sich anfühlen wie ein aufgeschürftes Knie. Auch eine trockene Vagina führt beim Versuch der Penetration zu Schmerzen. Frauen während der Stillzeit und nach den Wechseljahren sind besonders betroffen.

Brennende Schmerzen an der Vulva, die über mindestens sechs Monate bestehen, können auch für eine *Vulvodynie* sprechen. Das ist eine Erkrankung der Vulva, der eine Überempfindlichkeit der Schmerz- und Temperatursensoren an der Haut des äußeren Genitals zugrunde liegt. Sie ist sehr selten und wird daher meist erst spät erkannt, da zuerst manchmal jahrelang nach einer infektiösen Ursache für die Beschwerden gesucht wird. Etwas besser bekannt ist der Vaginismus – eine Erkrankung, bei der es zu einer unfreiwilligen Anspannung der Muskulatur im unteren Bereich der Vagina kommt. Jeder Versuch einer Berührung führt zu einer Verkrampfung, was ein Eindringen unmöglich macht.

Bei allen Ursachen spielt das Schmerzgedächtnis eine entscheidende Rolle: Hat man einmal eine Schmerzerfahrung gemacht, wird das Erlebte im Gehirn gespeichert. Ähnliche Situationen rufen sofort die Erwartung des erneuten Schmerzes hervor, der Beckenboden spannt sich an, was die Schmerzempfindung noch verstärkt. Langfristig führt das zu sexueller Unlust und Vermeidungsverhalten. Etwas anders ist es mit Schmerzen beim Sex nach einer Geburt. Vor allem, wenn du eine natürliche Geburt hattest und es zu Verletzungen kam, brauchen Vulva und Vagina Zeit, sich zu erholen. Bleiben Schmerzen länger bestehen, kann es zu Vernarbungen am Vaginaleingang gekommen sein, die behandelt werden sollten.

80 Woher können Bauchschmerzen beim Sex kommen?

Bei der sogenannten inneren *Dyspareunie* ist es weniger die Berührung der Vulva oder Vagina, sondern die Penetration, die zu Schmerzen im Unterbauch führt. Ursächlich können ebenfalls Infektionen sein. Manche Erreger breiten sich bis zu den Eileitern und Eierstöcken aus und rufen dort Entzündungsreaktionen hervor. Eine Beteiligung des Gebärmutterhalses bereitet bei Berührung durch den Penis, Finger oder Sexspielzeug Schmerzen, die bis in den Unterbauch ziehen können.

Viel häufiger ist allerdings eine Endometriose ursächlich für Unterbauchschmerzen beim Sex. Dafür verantwortlich sind Endometrioseherde ganz hinten oben in der Vagina und an den Aufhängebändern der Gebärmutter sowie Endometriosezysten am Eierstock (im nächsten Kapitel ab Seite 183 wird Endometriose im Detail besprochen). Zysten am Eierstock können aber auch bei Frauen vorkommen, die keine Endometriose haben. Sie entstehen im Laufe des Zyklus, ihr Kommen und Gehen ist ganz normal und ein Zeichen für Fruchtbarkeit. Wenn sie sich nicht von allein zurückbilden, können sie wachsen und zunehmend Platz im Becken einnehmen. Wenn sie bei der Penetration in Bewegung geraten, können sie stechende Schmerzen hervorrufen. Den gleichen Effekt haben größere Myome, vor allem die, die in das Becken hineinragen.

So kannst du eine schmerzfreie Sexualität entwickeln

Schmerzen beim Sex sind sehr belastend und beeinflussen jede Paarbeziehung. Das sexuelle Verlangen leidet und verschwindet mit der Zeit. Langfristig können ein vermindertes Selbstwertgefühl, Depressionen oder Angststörungen entstehen.

Um einen guten Umgang mit den Schmerzen zu finden, ist Kommunikation die Grundlage. Wenn dein Gegenüber nichts von der Problematik weiß, kann ein Ausweg nicht gelingen. Sex zu unterbrechen oder abzubrechen, kostet jede Menge Mut, aber Aushalten ist keine Option – sobald dir etwas unangenehm ist und sich nicht gut für dich anfühlt, solltest du das dein Gegenüber wissen lassen. Die Reaktion ist meistens sehr verständnisvoll. Du brauchst dich nicht zu schämen, wenn du Schmerzen beim Sex hast. Wende dich vertrauensvoll an deine Frauenärztin oder deinen Frauenarzt. Denn die Ursache kann oft gefunden und beseitigt werden. Wenn die Schmerzen schon sehr lange bestehen, hat das natürlich auch Auswirkungen auf die Psyche und dein Sozialleben. Deshalb ist neben der Behandlung der Ursache eine Schmerztherapie mit Abbau der Schmerzaufmerksamkeit wichtig. Die Schmerzproblematik kann in fast jedem Fall gut behandelt werden und verliert sich über die Dauer der Therapie allmählich.

Auch psychische Ursachen können zu Schmerzen beim Sex führen

Häufig stecken keine körperlichen Ursachen, sondern seelische Verletzungen hinter einer *Dyspareunie*. Das können sexuelle Missbrauchserfahrungen oder jede Form der Grenzüberschreitung sein, die zu einem Gefühl von Angst und Lähmung führen. Auch Probleme in der Partnerschaft, wie unausgesprochene Konflikte oder unausgeglichene Machtpositionen, können sich durch Schmerzen beim Sex bemerkbar machen.

Hilfe bekommst du beim Hilfetelefon *Gewalt gegen Frauen:* 08000 116 016

6

WAS STIMMT DA NICHT?

GESCHLECHTSKRANK-HEITEN UND ANDERE BESCHWERDEN

Es juckt, brennt oder schmerzt jeden von uns im Lauf des Lebens im Intimbereich. Scham und Verunsicherung sind die Folge und machen uns unbeholfen. Abwarten führt aber meistens nicht zu einer Besserung. Zu wissen, was sich hinter den Beschwerden verbergen kann, macht dich zur kompetenten Expertin deines Körpers. Und natürlich verrate ich dir auch, wie du all dem vorbeugen kannst.

GESCHLECHTSKRANKHEITEN KÖNNEN JEDE(N) TREFFEN!

Sex ist etwas Schönes, keine Frage. Wir sollten jedoch nicht außer Acht lassen, dass man sich dabei mit Krankheiten anstecken kann. Sie kommen häufig vor und zeigen sich ganz unterschiedlich, manchmal bleiben sie initial sogar vollkommen unbemerkt und führen erst später zu Unfruchtbarkeit oder Organschäden. Es ist daher wichtig zu wissen, wie du dich schützen kannst und was zu tun ist, wenn du eine Geschlechtskrankheit bei dir vermutest.

81 Welche Geschlechtskrankheiten gibt es und wie steckt man sich an?

Unter Geschlechtskrankheiten oder sexuell übertragbaren Infektionen (STIs) versteht man eine Vielzahl durch Viren, Bakterien oder andere Erreger verursachte Infektionen. Vermutlich kommt dir direkt HIV (Humanes Immundefizienz-Virus) in den Kopf. Eventuell hast du auch schon einmal von Syphilis gehört, aber auch von Chlamydien? Viele wissen nicht, dass diese Geschlechtskrankheit existiert.[87] Dabei sind Chlamydien die häufigsten sexuell übertragbaren Erreger in Deutschland. Unter den 20- bis 24-jährigen Frauen ist jede fünfte damit infiziert.[88] Die Infektionszahlen für Geschlechtskrankheiten steigen seit einigen Jahren kontinuierlich. Das gilt insbesondere für Syphilis, Gonorrhoe und Hepatitis B. Das größte Comeback feiert die Gonorrhoe: Die Infektionszahlen haben sich zwischen 2001 und 2019 verzehnfacht!

Aber wie genau steckt man sich mit einer STI an? Das kann schnell gehen und ist oft unverschuldet. Im Grunde reicht es aus, wenn man mit einer Person Sex hat, die bereits infiziert ist. Mit Sex ist nicht nur die vaginale Penetration gemeint. Der anale oder orale Austausch von Körperflüssigkeiten kann ebenfalls zu einer Übertragung führen. Dabei verbreiten sich die Erreger über Sperma, Vaginalsekret oder Blut. Nicht nur bei One-night-Stands, heißen Affären oder einer Ménage à trois kannst du dich infizieren, sondern auch in jeder festen Beziehung. Schließlich kann sich dein Partner oder deine Partnerin in der vorherigen Beziehung unwissentlich angesteckt haben. Außerdem gaben in einer Studie des Ärzteblattes 13 Prozent der in einer festen Partnerschaft lebenden Befragten an, während der Beziehung mindestens einmal ungeschützten Sex mit anderen gehabt zu haben.[89]

Wie du dich vor diesen unerwünschten Erregern schützen kannst? Den optimalen, aber keinen hundertprozentigen Schutz bieten Kondome. Sie werden bei einmaligen Sexualkontakten viel genutzt, allerdings hauptsächlich, um eine Schwangerschaft zu vermeiden. Während Oral- und Analsex sollten sie auf keinen Fall weggelassen werden, denn das Risiko für eine Infektion bei analer Penetration ist sogar höher. Aber auch wenn wir auf Safer Sex achten, ist das leider keine Gesundheitsgarantie. Denn der Kontakt mit krankheitsbedingt entstandenen Bläschen oder Geschwüren kann bei Syphilis, Herpes und HPV ebenfalls zu einer Ansteckung führen. Diese Läsionen befinden sich oft außerhalb des vom Kondom oder Lecktuch geschützten Bereichs.

Hat man sich einmal mit einer STI angesteckt, erhöht sich automatisch das Risiko für weitere Infektionen. Die Krankheiterreger können leichter in die bereits vorgeschädigte Schleimhaut eindringen. Durch Küsse, im Schwimmbad, in der Sauna oder auf der Toilette können wir uns dagegen nicht mit einer STI anstecken.

Auch wenn das Kondom manchmal versagt, ist und bleibt Safer Sex der beste Schutz! Wann immer du auf Kondom oder Lecktuch verzichten möchtest, solltest du dich vorab gemeinsam mit deinem Partner oder deiner Partnerin auf STIs testen lassen.

Die wichtigsten Geschlechtskrankheiten im Überblick			
Erkrankung/ Häufigkeit[90]	**Übertragung**	**Beschwerden**	**Komplikationen**
Durch Viren ausgelöst			
HIV 6,2/100 000	Sex (vaginal, anal, oral); Blut; bei der Geburt von der Mutter auf das Kind; Muttermilch; verschmutztes Drogenbesteck	anfangs oft keine Beschwerden, eventuell grippeähnliche Symptome	Organversagen, Tod
Hepatitis B 3,7/100 000	Sex (vaginal, anal, oral); Blut; von der Mutter auf ihr ungeborenes Baby; verschmutztes Drogenbesteck	Gelenkschmerzen, Übelkeit, Fieber	Leberversagen, Leberkrebs
Genitalherpes Durchseuchung etwa 60 Prozent	Kontakt mit der Flüssigkeit in den Bläschen	- Fieber, geschwollene Lymphknoten - Schmerzen, Jucken - Herpesbläschen	Keine
Durch Bakterien ausgelöst			
Chlamydien 157/100 000	Sex (vaginal, anal, oral); bei der Geburt von der Mutter auf das Kind	- Blutung durch Penetration - Schmerzen beim Wasserlassen - Unterbauchschmerzen - 70 Prozent: keine Beschwerden	Beckenentzündung, Verwachsungen, Unfruchtbarkeit, Leberbeteiligung
Gonorrhoe (Tripper) 26,4/100 000	Sex (vaginal, anal, oral); bei der Geburt von der Mutter auf das Kind	- gelbrahmiger Ausfluss - eitriger Ausfluss der Harnröhre - Fieber, Bauchschmerzen - 50 Prozent: keine Beschwerden	Herzmuskelentzündung, Hirnhautentzündung, Unfruchtbarkeit

Syphilis (Lues) **7,4/100 000**	Sex (vaginal, anal, oral); von der Mutter auf ihr ungeborenes Baby	- geschwollene Lymphknoten im Intimbereich - Geschwür an Vulva/Anus - Fieber-, Kopf- und Gliederschmerzen - rot gepunkteter Hautausschlag	Organschäden, Befall des Gehirns

82 Wie bemerke ich eine Geschlechtskrankheit?

Das Tückische an STIs ist, dass sie oft inkognito unterwegs sind. Infektionen mit Chlamydien und Gonorrhoe bleiben bei mehr als der Hälfte der Frauen völlig unbemerkt. Auch HIV, Herpes und Hepatitis können zunächst ganz ohne Beschwerden verlaufen. Die Betroffenen wissen dann nicht, dass sie sich einen Erreger eingefangen haben. Und genau das wird zum Problem. Denn solange man davon ausgeht gesund zu sein, verbreitet man die Erkrankung unwissentlich weiter. Treten Beschwerden auf, sind sie sehr variabel. Häufig ist ein auffälliger Ausfluss aus der Vagina, der eine ungewöhnliche Farbe hat oder auffällig riecht. Außerdem können wir Schmerzen bekommen, und zwar an der Vulva, am Anus und im Unterbauch. Ist der Gebärmutterhals betroffen, verstärken sich die Schmerzen durch Penetration. Bei einer Herpesinfektion sind sie oft so stark, dass an Sitzen nicht mehr zu denken ist. Die Diagnose kann ich als Frauenärztin meistens schon stellen, wenn meine Patientinnen das Untersuchungsgespräch lieber im Stehen mit mir führen. Außerdem können Juckreiz, Brennen beim Wasserlassen und geschwollene Lymphknoten Zeichen einer Infektion sein. Sichtbar sind nur Hautveränderungen, wie Bläschen oder Geschwüre, die im Intimbereich oder im Mund durch eine Infektion mit Herpes oder Syphilis auftreten.

Man kann es daher nicht oft genug betonen: Eine Geschlechtskrankheit kann man niemandem ansehen! Du hast Beschwerden, die für eine Geschlechtskrankheit sprechen? Das ist erst einmal kein Weltuntergang.

Schiebe den Arztbesuch nicht zu lange vor dir her. Sexuell übertragbare Infektionen heilen nicht von selbst aus und auch Hausmittelchen oder Heilpflanzen können nichts ausrichten. Frühzeitig erkannt können die Erkrankungen jedoch gut behandelt werden.

Wann, wie und wo du dich auf Geschlechtskrankheiten testen lassen kannst

Klar, Kondome und Lecktücher gehören eigentlich zu jedem Sexualkontakt. Ungeschützter Sex kommt trotzdem regelmäßig vor und jeder von uns kann sich dabei infizieren. Deshalb solltest du dich nach jedem ungeschützten Kontakt testen lassen, auch wenn du keine Beschwerden hast. Aber nicht alle Erreger können direkt nach dem Sex nachgewiesen werden. Vor allem für Chlamydien und Gonorrhoe muss für eine sichere Diagnose ein zeitlicher Abstand von mindestens zwei Wochen eingehalten werden. Nicht nur im Eifer des Gefechts, sondern auch in einer festen Beziehung kommt oft der Punkt, an dem man auf das Kondom verzichten möchte. Was ist dann zu tun? Ihr solltet vorab gemeinsam zum Check auf Geschlechtskrankheiten gehen. Getestet wird nicht nur auf HIV, sondern auch auf Chlamydien, Gonorrhoe und Hepatitis. Eine routinemäßige Testung auf Herpes hingegen macht ohne Beschwerden keinen Sinn. Denn zwei Drittel aller Menschen sind, wie beim Lippenherpes, ohnehin infiziert und tragen das ruhende Virus in sich.

Je nachdem, ob und welche Beschwerden bestehen, wird unterschiedlich getestet. Deshalb ist es wichtig, dass du ohne Scham die Fragen der Ärztin oder des Arztes beantwortest. Auf welche Art hast du Sex? Wo juckt oder brennt es? Und hat dein Partner oder deine Partnerin Beschwerden? Nur mit diesen Hinweisen kann gezielt nachgeschaut werden. Je nachdem wird ein Abstrich von der Vaginalschleimhaut, am Anus oder aus dem Mund genommen, der Urin untersucht oder Blut abgenommen. Das sind harmlose und schmerzfreie Untersuchungen; für uns Ärztinnen und Ärzte sind sie alltäglich und sollten dir deshalb nicht unangenehm sein. Die Kosten werden, nur falls du Beschwerden hast, von deiner Krankenkasse übernommen. Du kannst dich zwar, bis du 25 Jahre alt bist, jedes Jahr einmal kostenlos auf Chlamydien testen lassen. Wenn du aber andere Geschlechtskrankheiten ausschließen möchtest, musst du selbst zahlen.

In vielen Großstädten hast du die Möglichkeit, das anonym zu tun, beim Gesundheitsamt (das Angebot ist in manchen Bundesländern kostenlos) oder in lokalen AIDS-Hilfen. Falls es dieses Angebot in deiner Nähe nicht gibt, bleiben Frauen- oder Hausarztpraxen als Anlaufstelle.

83 Machen Geschlechtskrankheiten unfruchtbar?

Denkt man an Unfruchtbarkeit, kommen einem nicht unbedingt Geschlechtskrankheiten in den Sinn. Chlamydien und Gonorrhoe sind aber häufig die Ursache für einen unerfüllten Kinderwunsch. Wie kann das sein? Im Intimbereich angekommen, machen die Erreger oft keinerlei Beschwerden und werden deshalb nicht behandelt. Sie können dann ungehindert ihren Weg in die inneren Geschlechtsorgane fortsetzen und über die Gebärmutter die Eileiter erreichen, in denen sie eine Entzündung verursachen. Das kann entweder unbemerkt geschehen oder einige Wochen nach der Infektion mit Fieber und starken Unterbauchschmerzen einhergehen. Manchmal sammelt sich sogar Eiter in den Eileitern oder den Eierstöcken, der operativ entfernt werden muss. Durch die Entzündung können in den Eileitern Narben entstehen, die verkleben und der Eizelle die Passage unmöglich machen. Eileiterschwangerschaften oder Unfruchtbarkeit sind die Folge. Ausgerechnet Chlamydien und Gonorrhoe haben eine sehr hohe Ansteckungsrate. Die Bakterien werden in acht von zehn Fällen von ungeschütztem Sex mit einer infizierten Person übertragen. Eine Behandlung mit Antibiotika ist zu Beginn der Infektion zwar sehr effektiv. Sind erst einmal Verklebungen im Eileiter aufgetreten, lassen sich diese allerdings nicht mehr rückgängig machen.

84 Müssen meine Geschlechtspartnerinnen und -partner immer mitbehandelt werden?

Geschlechtskrankheiten sind in jedem Alter und unter allen Geschlechtern tabuisiert. Oder hast du schon einmal die Mädelsgruppe neben dir an der Bar Ratschläge über Genitalherpes austauschen hören? Betroffene schweigen aus Scham und vertrauen sich oft nicht einmal ihren Frauenärztinnen und Frauenärzten an. Wie soll man da den Mut aufbringen, es dem Partner oder der Partnerin zu erzählen? Und ist das überhaupt nötig? Sieh es mal so: Eine Geschlechtskrankheit ist eine Infektion wie jede andere auch. Und so wie jeder Mensch trotz Schal einen Schnupfen bekommen kann, kann man sich auch trotz Kondom mit Herpes oder Syphilis infizieren. Beim Sex sind die Erreger auch abseits der Penetration zum Teil leicht übertragbar.

Sich zu Hause auf Geschlechtskrankheiten testen

Der Gang in die Arztpraxis ist dir unangenehm? Du wohnst auf dem Land und hast keine anonyme Testmöglichkeit in der Nähe? Da kommt es gelegen, dass man sich inzwischen ganz gemütlich zu Hause auf Geschlechtskrankheiten testen kann. Sogenannte Heimtests versprechen eine schnelle und diskrete Lieferung mit präzisen Ergebnissen. Seit einiger Zeit werden monatlich neue Testsets auf den Markt gespült. Doch sind sie zu empfehlen? Das kommt darauf an, wie sie durchgeführt werden. Heimtests, deren Proben nicht in einem Labor ausgewertet werden, sind oft ungenau. Außerdem kann ein positives Ergebnis auf der Couch verunsichern. Anders ist das bei S.A.M., einem Heimtest, der von der Deutschen Aidshilfe gemeinsam mit einem Labor entwickelt wurde: Die Blutproben und Abstriche werden zu Hause abgenommen und anschließend ins Labor zur Untersuchung gesendet. Wird eine Infektion festgestellt, wird dir der Befund verbunden mit einer Beratung telefonisch mitgeteilt. Man kann das Testkit sogar im Abo bestellen.

Es ist daher schwer, sich zu schützen und eine Geschlechtskrankheit ist kein Grund sich zu schämen. Außerdem bist du nicht allein, beinahe jeder infiziert sich im Lauf seines Lebens mit einer Geschlechtskrankheit. Um weitere Ansteckungen und Komplikationen zu vermeiden, ist es wichtig, dass du Verantwortung übernimmst und allen Sexualpartnerinnen und -partnern erzählst, wenn bei dir eine Infektion festgestellt wurde. Denn eine Mitbehandlung ist immer nötig, wenn bei ihm oder ihr ein Erreger nachgewiesen wird – auch, wenn keine Beschwerden vorhanden sind. Die einzige Ausnahme ist eine Infektion mit Genitalherpes. Eine Therapie wird hier nur durchgeführt, wenn die typischen Bläschen auftreten. Andernfalls geht man von einer stillen Infektion aus. Das bedeutet, die Viren wurden wahrscheinlich übertragen, verursachen eventuell auch irgendwann Beschwerden, sind aber aktuell im Ruhemodus und nicht behandlungsbedürftig.

HPV – VON GENITALWARZEN UND GEBÄRMUTTERHALSKREBS

HPV steht für *Humane Papillomviren.* Die winzigen Krankheitserreger werden über engen Hautkontakt vor allem beim Sex übertragen. Fast jeder sexuell aktive Mensch steckt sich im Lauf seines Lebens mit den Viren an. Neben Gebärmutterhalskrebs können sie auch die weit verbreiteten Genitalwarzen verursachen. Warum HPV für manche harmlos ist und für andere nicht und wie man die lästigen Genitalwarzen wieder los wird, erkläre ich dir gern.

85 Welche Erkrankungen können durch HPV hervorgerufen werden?

Es gibt über 100 verschiedene Typen von Humanen Papillomviren. Es werden zwei große Gruppen, die Niedrigrisiko-Typen und die Hochrisiko-Typen, unterschieden. Die Infektion mit beiden Varianten verläuft zunächst völlig unbemerkt von dir. Dein Immunsystem ist meistens in der Lage, die Viren effektiv zu bekämpfen. Die Infektion heilt dann, ohne dein Zutun, folgenlos aus. Falls nicht, können Zellveränderungen entstehen, die wiederum deine körpereigene Abwehr aktivieren. Sie erkennt den Schaden und in über 90 Prozent der Fälle werden die Viren erfolgreich bekämpft, wir nennen das HPV-Clearance. Eine Infektion mit HPV ist deshalb erst einmal kein Grund zur Panik, gehört aber regelmäßig durch einen Arzt oder eine Ärztin kontrolliert.

Ein längerfristiges Bestehen der Viren kann dazu führen, dass die Zellveränderungen sich hin zu wuchernden Zellen entwickeln. Bei einer Infektion mit den Niedrigrisiko-Typen entstehen dann sogenannte Genital- oder Feigwarzen. Das sind kleine weißliche bis bräunliche Hautwucherungen, die einzeln oder blumenkohlartig in großen Haufen auftreten. Sie kommen an der Vulva, in der Vagina oder im Analbereich vor, seltener auf dem Venushügel oder im Mund. Da sie keinerlei Beschwerden verursachen, fallen sie häufig zufällig auf. Feigwarzen sind ungefährlich, aber sehr ansteckend und können, wenn sie sich stark ausbreiten, enorm stören. Außerdem erleichtern sie es anderen sexuell übertragbaren Erregern, sich in deinem Intimbereich auszubreiten.

Die Hochrisiko-HP-Viren haben eine Lieblingsstelle, in der sie sich einnisten, den Gebärmutterhals. Sie verursachen, wenn sie dort länger verbleiben, in jedem zehnten Fall Krebsvorstufen. Es dauert allerdings zwischen 10 und 30 Jahre, bis sich daraus Gebärmutterhalskrebs entwickelt. Die Hochrisiko-Typen können nicht nur Gebärmutterhalskrebs hervorrufen, sondern auch Tumore der Vulva, Vagina, des Anus, Penis und am Kehlkopf.

Fallen dir Veränderungen deiner Vulva in der Vagina oder am Analbereich auf, solltest du das unbedingt ärztlich abklären lassen.

86 Wie werde ich Genitalwarzen los?

Feigwarzen sind besonders lästige Wucherungen im Intimbereich. Sie breiten sich ungehindert aus und sind hoch ansteckend. Es ist daher ratsam, sie so schnell wie möglich loszuwerden. Dafür gibt es verschiedene

Möglichkeiten. Eine Therapie, die zu Hause durchgeführt werden kann, erfolgt mit einer Creme. Über 16 Wochen müssen die Warzen jeden zweiten Abend eingeschmiert werden. Dein Durchhaltevermögen wird nur belohnt, wenn es sich um vereinzelte, kleine Befunde handelt. Ähnliches gilt für die Therapie mit einer speziellen Essigsäure. Sie wird einmal wöchentlich auf betroffene Stellen getupft; bis die Warzen verschwinden, dauert es allerdings auch mehrere Wochen. Außerdem ist die Säure so aggressiv, dass die umliegende, gesunde Haut mit Zinksalbe geschützt werden muss. Manche Frauenarztpraxen bieten das Vereisen der Warzen an, wie du es vielleicht von Warzen am Fuß kennst. Die Alternative ist eine Laserentfernung, das heißt ein ambulanter Eingriff, der im Krankenhaus durchgeführt wird. Die Warzen werden durch einen Laserstrahl gezielt verbrannt, das kann unter lokaler Betäubung oder Vollnarkose erfolgen.

Egal, welche Methode du wählst, wichtig sind regelmäßige Nachkontrollen. Denn nach allen Therapien besteht das Risiko für ein Wiederauftreten der Warzen. Das gilt besonders, wenn Parterinnen oder Partner mitbetroffen sind. Erfolgt die Behandlung nur bei einer Person, entsteht ein Pingpong-Effekt. Die Viren werden wie beim Tischtennis immer wieder hin und her gespielt und die Heilung wird damit zur Herausforderung. Deshalb gilt: Auch wenn es unangenehm ist, solltest du deine Sexualpartnerinnen und -partner aufklären.

87 Was hat der Vorsorgeabstrich mit HPV zu tun?

Einmal im Jahr hat der Gebärmutterhals seinen großen Auftritt und wird im Rahmen der Vorsorgeuntersuchung von uns Frauenärztinnen und Frauenärzten genauer betrachtet. Wahrscheinlich weißt du, dass ein Abstrich genommen wird und bist froh, wenn die Frauenarztpraxis in der Folgewoche nicht anruft, denn dann wird alles okay gewesen sein. Stimmt. Doch was wollen wir da eigentlich vorsorgen? Der Abstrich dient der Früherkennung von Krebsvorstufen am Gebärmutterhals, die durch HPV entstehen können. Mit einem Spatel werden dabei einzelne Zellen von der

Oberfläche des Gebärmutterhalses geschabt und mit einer kleinen Bürste Zellen aus seinem Inneren entnommen. Die gewonnenen Zellen werden auf einen Objektträger gestrichen, wie man ihn aus dem Biologieunterricht kennt. Im Labor werden die Proben gefärbt (George Papanicolaou erfand diese Färbung, nach der der PAP-Abstrich benannt ist) und es wird unter dem Mikroskop beurteilt, ob sich Krebsvorstufen oder Krebszellen darunter befinden. Das weitere Vorgehen reicht von der nächsten Vorsorgeuntersuchung in einem Jahr (beziehungsweise in drei Jahren, wenn du über 35 Jahre alt bist) bei gutem Ergebnis bis zur Überweisung ins Krankenhaus zu weiteren Untersuchungen und gegebenenfalls einer Operation, falls Krebsvorstufen oder bereits Krebs gefunden wurden.

Falls du über 35 Jahre alt bist, findet der Vorsorgeabstrich seit 2020 nicht mehr wie von dir gewohnt jährlich statt. Die Einladung, auf dem gynäkologischen Stuhl Platz zu nehmen, bekommst du nur noch alle drei Jahre. Warum ist das so? Inzwischen ist man dazu übergegangen, neben dem PAP-Abstrich direkt auf HPV zu testen. Das ergibt Sinn, weil man weiß, dass

Darum ist die richtige Position auf dem Untersuchungsstuhl so wichtig

Der jährliche Besuch in der Frauenarztpraxis steht an: Abstrich, Brüste abtasten, Ultraschall, unten ohne, oben ohne, Hauptsache schnell vorbei. Auch wenn wir uns mit der Zeit an die klapprigen Umkleidekabinen und den kalten Untersuchungsstuhl gewöhnt haben, machen wir eine Sache anscheinend immer falsch. Wir sitzen nie weit genug vorne auf dem Untersuchungsstuhl. Oder wurdest du schon mal gebeten: »Bitte wieder ein kleines Stück nach hinten rutschen«? Das Becken schön weit vorne auf dem Untersuchungsstuhl zu positionieren, macht es uns Gynäkologinnen und Gynäkologen wesentlich leichter, die anstehenden Untersuchungen durchzuführen. Denn nur so erreichen wir den Gebärmutterhals. Der ist in den meisten Fällen im Vergleich zur Vagina nach vorne, Richtung Bauch geneigt und versteckt so seine Oberfläche, an der wir den Abstrich nehmen wollen, im hintersten Eck des Vaginalgewölbes.

ohne HPV kein Gebärmutterhalskrebs entstehen kann. Ist dein Abstrich unauffällig und kein HPV vorhanden, reicht eine Kontrolle nach drei Jahren vollkommen aus. Liegt ein HPV-positiver Befund vor, bedeutet das aber keinesfalls, dass du Krebs hast! Es ist auch nicht sicher, ob sich jemals Krebsvorstufen bilden werden. Aufgrund des erhöhten Risikos wird aber bereits nach einem Jahr erneut nachgesehen. Bei jüngeren Frauen macht dieses Vorgehen keinen Sinn, da eine HPV-Infektion bei ihnen oft von allein wieder ausheilt und keine weitere Konsequenz hat. Ein HPV-Test würde dann unnötig beunruhigen oder sogar zu Überbehandlung führen.

88 Soll ich mich gegen Gebärmutterhalskrebs impfen lassen?

Wir haben bereits gelernt: Ohne HPV kein Gebärmutterhalskrebs. Die Ständige Impfkomission (STIKO) empfiehlt die HPV-Impfung für Mädchen im Alter von 9 bis 14 Jahren. Die Impfung sollte so früh wie möglich erfolgen, um vor dem ersten potenziellen Kontakt mit den Viren Abwehrstoffe entwickeln zu können. Auch später, nach den ersten sexuellen Erfahrungen, ist die Impfung noch sinnvoll. Selbst wenn schon eine Ansteckung mit einem der über 100 bekannten HPV-Typen erfolgt ist, schützt die Impfung vor den anderen Varianten.

Die wissenschaftliche Meinung ist deshalb, dass die Impfung bis zum 18. Lebensjahr nachgeholt werden sollte. Die Impfstoffe enthalten leere Virushüllen, also kein krankheitserregendes Material. Dadurch wird das Immunsystem auf das Eintreffen der ansteckenden HP-Viren vorbereitet und bildet eine schnelle und effektive Abwehr. Aktuell sind zwei Impfstoffe zugelassen: Cervarix® und Gardasil® 9. Beide schützen vor den zwei häufigsten HPV-Hochrisiko-Typen 16 und 18. Gardasil® 9 bietet zusätzlich einen Schutz vor fünf weiteren krebserregenden Varianten und den Niedrigrisiko-Typen 6 und 11. Die Impfung wirkt also auch gegen Feigwarzen.

Hatten wir vorhin gesagt, es existieren über 100 verschiedene HPV-Typen? Da erscheinen neun in der Impfung enthaltene nicht besonders viel. Ein Schutz gegen alle Varianten ist allerdings nicht nötig, da die Viren sich so ähneln, dass unser Immunsystem nach der Impfung in der Lage ist, HPV-Typen abzuwehren, gegen die nicht geimpft wurde (Kreuzimmunität). Geimpft wird zweimal im Abstand von fünf Monaten. Bei einer Impfung ab dem 15. Lebensjahr kommt eine dritte Dosis hinzu. Geschützt bist du dann für mindestens 13 Jahre; das weiß man, weil die bisherigen Studien diesen Zeitraum umfassten. Wissenschaftlerinnen und Wissenschaftler gehen allerdings von der Entwicklung eines Impfgedächtnisses aus. Das heißt, unser Immunsystem bildet spezielle Zellen, die sich noch Jahrzehnte nach der Impfung an das Aussehen der Eindringlinge erinnern und sie effektiv eliminieren. Eine Auffrischung der Impfung wird daher nicht empfohlen. Die Impfung ist sehr gut wirksam und schützt dich zu über 90 Prozent vor Gebärmutterhalskrebs und seinen Vorstufen.[91]

Die Sicherheit der Impfung ist durch zahlreiche Studien untersucht und nach weltweit über 300 Millionen verabreichten Impfdosen wissen wir: Die Impfung ist sicher! Nachhaltig beeinträchtigende Nebenwirkungen konnten nicht festgestellt werden. Wie nach jeder Impfung kann eine Rötung und Schwellung der Einstichstelle auftreten. Beschwerden wie Kopfschmerzen, Abgeschlagenheit und Schwindel können kurzfristig vorkommen, bilden sich aber wieder komplett zurück. Der Nutzen der Impfung überwiegt potenzielle Risiken klar. Es lohnt sich deshalb auch mit Mitte 20 und später, über die Impfung nachzudenken. Die Kosten werden dann allerdings nicht mehr von der Kasse übernommen.

Die HPV-Impfung wird auch für Jungen empfohlen

Seit 2018 gilt die Empfehlung zur HPV-Impfung auch für Jungen im Alter zwischen 9 und 14 Jahren. Das dient dem Eigenschutz: Jungen erkranken zwar nicht an Gebärmutterhalskrebs, aber die HP-Viren können Krebs an Penis, Anus und im Mundrachenraum auslösen. Immerhin jede fünfte durch HPV entstandene Krebserkrankung betrifft einen Mann. Zum anderen geht es um Fremdschutz, denn eine Impfung schützt Sexualpartnerinnen und -partner vor einer Ansteckung.

So schützt du dich und deine Partnerinnen und Partner optimal vor einer HPV-Infektion

Zum Schutz vor HP-Viren sind ganz verschiedene Maßnahmen zu empfehlen:

- Es gibt Faktoren, die ein Verweilen der HP-Viren in deinem Intimbereich begünstigen. Dazu gehört besonders Rauchen. Die Inhaltsstoffe im Tabak schwächen das Erbgut der Schleimhautzellen am Gebärmutterhals und fördern so die Zellveränderungen. Außerdem beeinträchtigt Rauchen das Immunsystem, was die Bekämpfung der Viren erschwert. Bist du mit HPV infiziert, solltest du daher mit dem Rauchen aufhören.
- Bei Feigwarzen gilt es, eine Schmierinfektion zu verhindern. Dafür ist auf eine gute Händehygiene zu achten, wie wir sie durch Corona alle beherrschen. Verwende nach dem Duschen für deinen Intimbereich und den restlichen Körper zwei verschiedene Handtücher und vermeide eine gemeinsame Nutzung mit Partnerinnen und Partnern.
- Genitale Infektionen wie Herpes oder Chlamydien erleichtern es den HP-Viren, sich niederzulassen. Häufig wechselnde Sexualpartnerinnen und -partner erhöhen das Infektionsrisiko ebenfalls. Da die Viren hoch ansteckend sind und über kleinste Hautverletzungen eindringen, schützt das Kondom leider nicht hundertprozentig vor einer Übertragung. Safer Sex reduziert dein Infektionsrisiko jedoch auf ein Minimum und sollte auch bei bestehender Impfung praktiziert werden.
- Lass dich impfen und sprich mit den Menschen in deinem Umfeld über die Möglichkeit der Impfung. Viele, die Kinder im Alter zwischen 9 und 14 Jahren haben, sind nicht ausreichend aufgeklärt. Das fehlende Wissen spiegelt sich in den sehr niedrigen Impfraten wider. In Deutschland ist nicht einmal jedes zweite Mädchen unter 18 vollständig geimpft. Bei den Jungs sind es nur zwei Prozent!

Dein gesunder Körper ist das Wichtigste, was du hast. Kümmere dich um ihn und gehe, auch wenn es nervig ist, einmal im Jahr zur Vorsorgeuntersuchung. Die durch HPV hervorgerufenen Erkrankungen lassen sich viel besser behandeln, wenn sie frühzeitig erkannt werden. Selbst wenn du mehrere Jahre nicht gegangen bist, für Vorsorge ist es nie zu spät!

BLASENENTZÜNDUNG UND VAGINALE PILZINFEKTION – WIE EIN BOOMERANG

Sie kündigen sich mit einem Brennen an und können tagelang quälende Beschwerden verursachen: Pilzinfektionen und Blasenentzündungen treffen die meisten von uns mindestens einmal im Leben. Über Mamas Ratschlag, sich nicht auf kalte Böden zu setzen, hinaus gibt es einfache Maßnahmen, diesen Krankheiten vorzubeugen. Welche das sind und was zu tun ist, wenn sie immer und immer wieder kommen, erfährst du hier.

89 Woher weiß ich, ob ich einen Pilz habe?

Jucken im Intimbereich kennen wir fast alle. In den meisten Fällen steckt eine Pilzinfektion dahinter. Die Entzündung der Vulva und Vagina ist die zweithäufigste Infektionskrankheit im Intimbereich und wird durch das verstärkte Wachstum verschiedener Pilzarten, insbesondere *Candida albicans,* verursacht. Betroffene bemerken zunächst einen starken Juckreiz. Woher kannst du wissen, dass es ein Pilz ist? Zum Juckreiz kommen recht zügig ein Brennen der Vulva und eine Rötung des Vaginaleingangs. Durch die Reizung schmerzen Toilettengang und Geschlechtsverkehr zunehmend. Ganz typisch und quasi beweisend für einen Pilz ist der veränderte Ausfluss. Er wird dick und krümelig weiß, riecht aber neutral, ein bisschen wie Hüttenkäse. Die Beschwerden kommen oft kurz vor der Periode.

Sicher nachweisen kann man den Pilz nur im Abstrich. An dem Wattestäbchen, das in die Vagina eingeführt wird, bleiben die Erreger kleben und zeigen sich unterm Mikroskop als längliche, verzweigte Schnüre. Wenn du schon häufiger eine Pilzinfektion hattest, kennst du die Beschwerden gut und erkennst die Infektion meist noch vor dem Auftreten des auffälligen Ausflusses. Ein Abstrich ist dann nicht nötig und du kannst direkt eine Creme oder Vaginaltabletten zur Behandlung in der Apotheke holen. Sollten die Beschwerden weiter bestehen, steckt eventuell ein anderer Erreger dahinter. Suche dann unbedingt deine Ärztin oder deinen Arzt auf. Nach einer vaginalen Pilzinfektion sind die Schleimhäute sehr gereizt und trocken. Um Schmerzen beim Sex zu verhindern, kann Gleitgel helfen.

Mythos

EINE VAGINALE PILZINFEKTION BEKOMMT MAN AUF DER TOILETTE

Wie findet der Pilz den Weg in die Vagina? Alle Candidaarten sind durch Geschlechtsverkehr und Hautkontakt übertragbar. Im warmen und feuchten Klima der Vagina fühlen sich die Pilze besonders wohl. Trotzdem ist eine vaginale Pilzinfektion keine Geschlechtskrankheit. Denn die bloße Übertragung löst keine Erkrankung aus. Kürzlich wurde bei einer größeren Gruppe von Frauen ohne Beschwerden das vaginale Mikrobiom untersucht. Dabei fand man bei 68 Prozent *Candida albicans* und durchschnittlich sieben weitere Pilzarten.[92] Pilze sind also Bestandteil der normalen Vaginalflora. Ähnlich wie bei der bakteriellen Vaginose kommt es durch ein Ungleichgewicht im Mikrobiom zur Vermehrung der Pilze und so zur Infektion. Eine Ansteckung im Schwimmbad oder auf öffentlichen Toiletten ist nicht möglich! Die Pilze mögen keine kalten Oberflächen und überleben dort nicht. Hartnäckig hält sich außerdem der Glaube, dass der Vaginalpilz ein Zeichen für mangelnde Hygiene ist. Das ist Quatsch! Eine Pilzinfektion kann jede Frau treffen und ist daher auch kein Grund sich zu schämen.

90 Ich habe immer wieder vaginale Pilzinfektionen. Woran kann das liegen?

Zunächst mal: Du bist in guter Gesellschaft. Bei einer von zehn Frauen kommt die vaginale Pilzinfektion nach der Therapie immer wieder. Ab vier Pilzinfektionen pro Jahr spricht man von einer chronisch-rezidivierenden Form. Einige Faktoren, die dich anfällig dafür machen, sind bekannt. Eine Schädigung der Milchsäurebakterien bringt das vaginale Mikrobiom aus dem Gleichgewicht. Das passiert regelmäßig bei der Einnahme von Antibiotika. Besonders bei jungen Frauen ist eine Blasenentzündung der häufigste Grund für die Verschreibung. Kurze Zeit später wird zwar das Brennen beim Wasserlassen weniger, aber die Pilze können sich durch die abgestorbenen Laktobazillen ungehindert vermehren und es tritt ein Juckreiz der Vulva auf.

Das Tragen synthetischer Unterwäsche reizt die Haut und Schleimhaut im Vulvovaginalbereich unnötig. Es kommt nicht ausreichend frische Luft an die Vulva und du schwitzt vermehrt im Intimbereich: Das optimale Mikroklima für Pilze. Nun könnte man meinen, man könne dies durch häufiges Waschen und das Verwenden einer Vaginaldusche verhindern. Das Gegenteil ist jedoch der Fall: Durch übertriebene Intimhygiene verschwinden noch mehr hilfreiche Laktobazillen.

Außerdem sind alle Umstände, die zu einem erhöhten Östrogen- oder Progesteronlevel führen, Risikofaktoren für eine Pilzinfektion. Darunter fällt eine Schwangerschaft, während der vaginale Pilzinfektionen deutlich häufiger vorkommen. Außerdem sind Frauen, die eine kombinierte Pille einnehmen, aufgrund des ständig erhöhten Östrogenspiegels anfälliger.

Die Candida-Erreger haben eine Leibspeise: Zucker. Der regelmäßige Verzehr von Süßspeisen begünstigt daher deren Ausbreitung, genau wie die Zuckererkrankung *Diabetes mellitus*. In manchen Lebensphasen leidet unser körpereigenes Abwehrsystem und kann Erreger nicht mehr effektiv bekämpfen. Das gilt beispielsweise, wenn wir viel Stress haben oder der Körper mit einer anderen Erkrankung beschäftigt ist und all seine Abwehrkräfte dafür einsetzt. Die Pilze haben dann ebenfalls ein leichtes Spiel.

Zur Vorbeugung gibt es folgende Empfehlungen:

- Erreger brauchen Eintrittspforten und trockene Haut bietet davon jede Menge. Je häufiger die Vulva mit Duschgels und Shampoos in Berührung kommt, desto gereizter und verletzlicher wird sie. Trockene Haut solltest du mit einer medizinischen Hautschutzsalbe regelmäßig rückfetten.
- Luftdurchlässige Unterwäsche aus Naturmaterialien verhindert übermäßiges Schwitzen und Wärmebildung im Intimbereich. Auf synthetische Stoffe und sehr enge Kleidung solltest du verzichten.
- Verwende Binden und Slipeinlagen aus Baumwolle. Kunststoffbeschichtungen und Duftstoffe reizen die Vulva unnötig.
- Reduziere deinen Zuckerkonsum. Vor allem Industriezucker fördert das Wachstum der Pilze, die auch im Darm vorkommen und von dort aus die Vagina besiedeln können.
- Sogenannte Probiotika, also Tabletten mit bestimmten Laktobazillen, können bei immer wiederkehrenden Pilzinfektionen hilfreich sein und auch vorsorglich bei anstehender Antibiotikatherapie eingenommen werden.

91 Sind kalte Böden schuld an meiner Blasenentzündung?

»Vielleicht sollte ich besser aufstehen, sonst bekomme ich eine Blasenentzündung«, den Gedanken hatten viele von uns schon einmal. Kalte Böden stehen im Verdacht, im Handumdrehen eine Harnwegsinfektion hervorzurufen. Schon früh wurden wir von Mama und Oma angewiesen, uns untenrum warm zu halten. Bringt das wirklich etwas? Kälte stellt unsere Blutgefäße enger und vermindert so die lokale Durchblutung. Im Becken kann das zu einer vorübergehenden Abwehrschwäche führen und eine Infektion begünstigen.[93] Die Ursache der Blasenentzündung sind aber nicht kalte Böden, sondern Bakterien. Meist handelt es sich um Darmkeime, allen voran *E. coli.* Sie haben spezielle Fertigkeiten für das Leben in der sonst keimfreien Blase entwickelt und dringen über die Harnröhre ein. Das geht bei Frauen sehr viel leichter als bei Männern, denn unsere Harnröhre ist etwa 4 Zentimeter lang. Beim Mann müssen *E. coli* und seine Kollegen ganze 20 Zentimeter zurücklegen, um es sich in der Blase gemütlich zu machen.

In der Blase angekommen, lösen sie eine Entzündung aus, die starke Schmerzen im Unterbauch bewirkt. Jeder Tropfen auf der Toilette verursacht ein Brennen und es bleibt das Gefühl, die Blase nie wirklich leerzubekommen. Das führt dazu, kurz darauf wieder aufs Klo zu gehen und so weiter.

Aber wie finden die Darmkeime eigentlich den Weg in die Blase? Die Blasenentzündung ist nicht ohne Grund als »Honeymoon-Krankheit« bekannt. Die Bakterien stammen in der Regel aus dem eigenen Darm und gelangen beim Geschlechtsverkehr in die Nähe der Vulva. Je häufiger wir Sex haben, desto wahrscheinlicher ist das. Seltener verursacht ein verkehrtes Abwischen nach dem Toilettengang eine Übertragung von After zu Harnröhre. Treten immer wieder Blasenentzündungen auf, kann auch eine angeborene oder im Lauf des Lebens entwickelte Fehlbildung der Harnleiter oder der Harnröhre Ursache sein. Eine nähere Untersuchung bei der Urologin oder beim Urologen, den Spezialisten für Nieren und Blase, wird daher empfohlen.

92 Wie kann ich eine Blasenentzündung verhindern?

Um eine Blasenentzündung zu verhindern, bevor sie entsteht, gibt es zwei Möglichkeiten: den Übergang der Bakterien vom After zur Vulva vermeiden oder deren Aufstieg in die Blase verhindern. Was bedeutet das konkret? Vermeide einen direkten Wechsel zwischen analer und vaginaler Penetration. Egal ob Penis, Finger oder Sexspielzeug – Darmkeime können von allen Oberflächen auf die Vulva übergehen. Es ist daher auch wichtig, Sexspielzeug nach der analen Verwendung ordentlich zu reinigen. Manchmal lässt es sich nicht vermeiden und im Lustgerangel gelangen die Keime in die Nähe der Harnröhre. Daher wird empfohlen, direkt nach

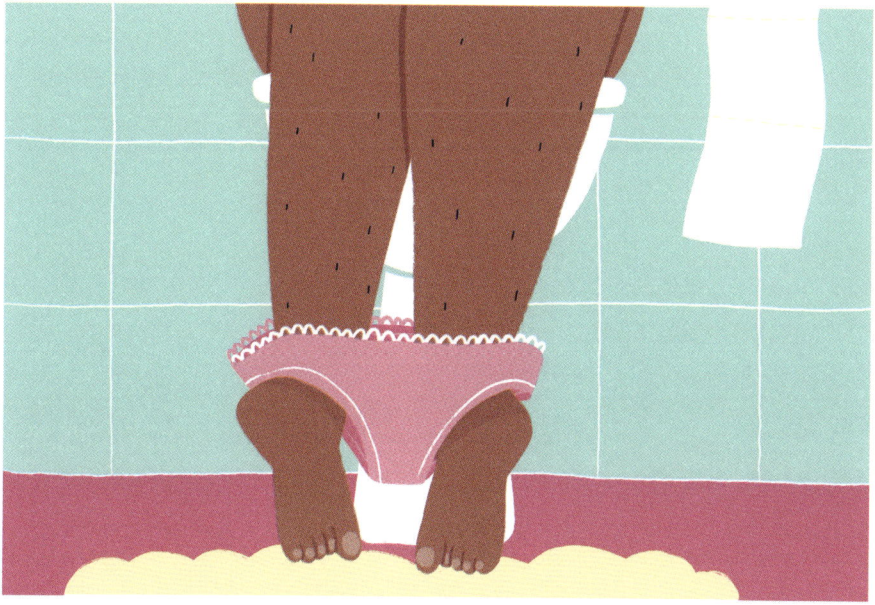

Blasenentzündung vorbeugen: Möglichst rasch nach dem Geschlechtsverkehr Wasser zu lassen spült schädliche Bakterien aus dem Körper.

dem Sex die Blase zu leeren, um aufsteigende Keime mit dem Urin auszuspülen. Außerdem hilft eine Trinkmenge von mindestens 1,5 Litern täglich, Krankheitserregern den Aufstieg zur Blase zu erschweren. Ganz verzichten kannst du auf teure Cranberry-Produkte: Ob in Saft oder Kapseln verarbeitet, Cranberry hilft nachweislich nicht, einer Blasenentzündung vorzubeugen.[94]

Blasenentzündung ohne Antibiotika behandeln

Nein, es muss nicht immer ein Antibiotikum sein. In bis zu 30 Prozent der Fälle heilt eine Blasenentzündung spontan aus. Allerdings kann das eine langwierige Angelegenheit werden. Bei einer unkomplizierten Infektion kannst du mit folgenden Maßnahmen die Beschwerden lindern:

- **Trinken, trinken, trinken!** Die unerwünschten Gäste werden so aus deiner Blase gespült und mit dem Urin ausgeschieden.[95] Gerne

Wasser oder Tees mit antientzündlicher Wirkung, wie Ingwertee. Trink allerdings nicht mehr als zwei Liter am Tag. Wer es übertreibt, verdünnt mit einer zu hohen Trinkmenge natürliche Abwehrstoffe der Blase so stark, dass sie ihre Funktion verlieren.

- **Lokale Wärme** durch eine Wärmflasche oder ein Kirschkernkissen lindert die Schmerzen.
- **D-Mannose** ist ein natürlicher Zucker, der die Bakterien in der Blase umhüllt und so verhindert, dass sie sich an die Blasenwand anheften können. Beim nächsten Toilettengang werden sie ausgeschieden.[96] Zur unterstützenden Behandlung solltest du das Pulver in den ersten drei Tagen dreimal täglich und dann für zwei Tage morgens und abends einnehmen. D-Mannose ist auch zur Vorbeugung bei wiederkehrenden Blasenentzündungen geeignet.[97] Dafür reicht allerdings ein Beutel täglich aus. Keine Angst vor einem Zuckerschock: D-Mannose greift nicht in den Zuckerhaushalt ein, eine Gewichtszunahme ist daher ausgeschlossen.
- **Canephron** ist ein pflanzliches Arzneimittel aus Rosmarin, Liebstöckel und Tausendgüldenkraut. Dreimal täglich zwei Tabletten können eine Linderung der Beschwerden unterstützen.[98]
- **Schmerzmittel** mit antientzündlicher oder krampflösender Wirkung helfen effektiv, die Beschwerden zu lindern.

Es gibt viele Möglichkeiten, das Ausheilen der Entzündung zu unterstützen. Warum ist die Therapie mit Antibiotika dann immer noch Standard? Es ist ganz einfach der schnellste Weg, die Symptome loszuwerden. Nach drei Tagen sind nahezu alle Anwenderinnen eines Antibiotikums symptomfrei. Werden nur Schmerzmittel eingenommen, gilt das für gerade einmal die Hälfte.[99] Es ist genauso möglich, zunächst eine antibiotikafreie Therapie auszuprobieren und im Verlauf, wenn keine Besserung zu spüren ist, ein Antibiotikum einzunehmen. Jedoch erhöht sich dadurch das Risiko für eine Nierenbeckenentzündung.[100] Bei Schmerzen in der Nierengegend oder Fieber – Symptome, die typisch für eine Nierenbeckenentzündung sind – solltest du unbedingt einen Arzt oder eine Ärztin aufsuchen. Eine antibiotische Therapie ist dann unumgänglich!

Impfung gegen wiederkehrende Blasenentzündungen

Seit 2004 ist eine Impfung gegen wiederkehrende Blasenentzündungen verfügbar. Davon hast du noch nie gehört? Das liegt wahrscheinlich an der Wirksamkeit der Impfung, die bei jeder Person etwas unterschiedlich ist. Eine Beschwerdefreiheit wird nicht immer erzielt und die Wirkung hält oft nur ein Jahr. Deshalb wird nach zwölf Monaten eine Auffrischung empfohlen. Der Impfstoff enthält abgetötete Bakterienstämme, die Hauptverursacher der Blasenentzündung sind. Bei Frauen mit wiederkehrenden Infektionen kann die Impfung eine gute Alternative zu einer Langzeit-Antibiotikatherapie sein.

WEIT VERBREITETE UND HÄUFIG UNENTDECKTE LEIDEN

Übermäßig starke Blutung, Schmerzen bei der Blutung oder ausbleibende Blutung – weil Menstruationsstörungen häufig vorkommen und meistens harmlos sind, werden sie selten als Ausdruck einer Krankheit enttarnt. Dabei sind Myome, Endometriose und PCOS weit verbreitet und können schon in jungen Jahren chronische Beschwerden bis hin zur Unfruchtbarkeit verursachen.

93 Welche Beschwerden können Myome hervorrufen?

Myome sind gutartige Tumore der Gebärmutter, die bei schätzungsweise zwei Drittel aller Frauen vorkommen.[101] Sie wachsen hormonabhängig innerhalb der Gebärmuttermuskulatur und können unterschiedlich lokalisiert sein. Je nach ihrer Position rufen sie ganz verschiedene Beschwerden hervor. Eines haben sie alle gemeinsam: Sie können eine übermäßig starke, schmerzhafte Periode verursachen. Die kann so heftig ausfallen, dass es zu einer Blutarmut mit ständiger Müdigkeit und Leistungsschwäche kommt. Denn die Gebärmuttermuskulatur kann sich durch die harten Knoten nicht mehr optimal zusammenziehen und der Blutungsstopp wird erschwert. Manche Myome liegen direkt unter der Gebärmutterschleimhaut und wachsen in das Innere der Gebärmutterhöhle. Durch den Versuch der Gebärmutter, sie loszuwerden, können heftige, wehenartige Schmerzen entstehen. Befinden sich die Myome vor allem in der Mitte der Muskulatur, bemerkst du sie durch ein unangenehmes Druckgefühl im Unterbauch. Wachsen sie, können auch Rückenschmerzen vorkommen. Besonders lästig sind die an der äußeren Gebärmutterwand wachsenden Myome.

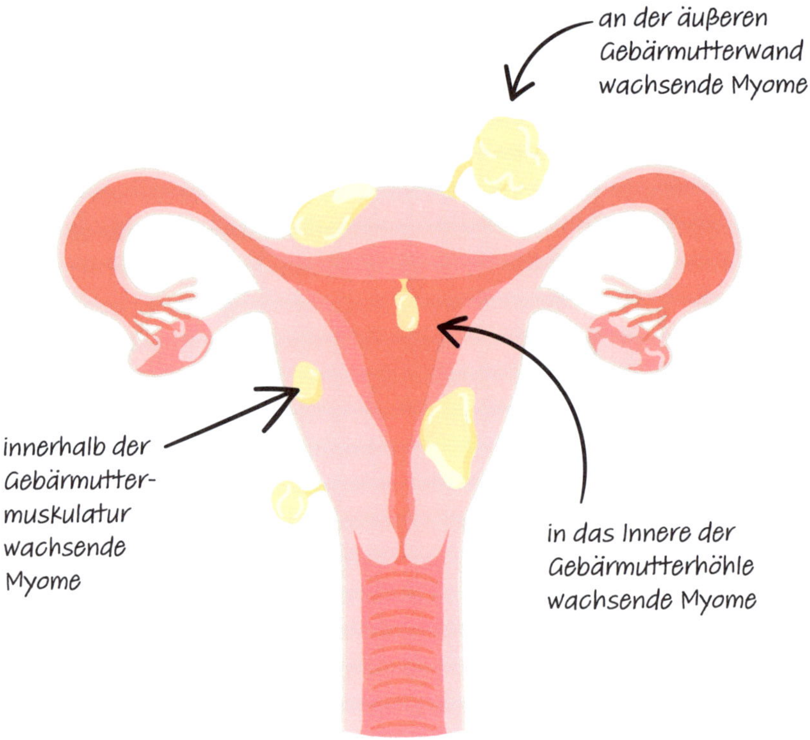

Mögliche Lokalisation von Myomen: Die Muskelknoten können an verschiedenen Stellen der Gebärmuttermuskulatur entstehen, in die Gebärmutterhöhle oder in den Bauchraum wachsen.

Durch ihre Vorwölbung in den Bauchraum üben sie Druck auf Nachbarorgane aus und können diese sogar verdrängen. In der Blase entsteht so das ständige Gefühl, Wasser lassen zu müssen und manchmal geht ungewollt Urin verloren. Der Darm reagiert mit Zurückhaltung auf den drängelnden Nachbarn und der Stuhlgang bleibt oft tagelang aus.

Die Lebensqualität kann durch all diese Beschwerden sehr stark eingeschränkt sein. Größe und Anzahl der Myome können Einfluss auf das Ausmaß der Beschwerden haben. Kommen mehrere Myome gleichzeitig vor, spricht man von einem *Uterus myomatosus,* einer von Myomen durchsetzten Gebärmutter. Ein *Uterus myomatosus* kann eine enorme Größe annehmen und reicht manchmal, wie die Gebärmutter einer Schwangeren, bis unter den Rippenbogen. Einer Gebärmutter, die von Myomen durchsetzt ist, fällt es schwer, sich den Anforderungen einer Schwangerschaft anzupassen. Das Risiko für eine Fehlgeburt ist daher bei Frauen mit Myomen erhöht.[102]

Viele Betroffene bemerken ihre Myome allerdings gar nicht. Sie werden zufällig im Ultraschall entdeckt und müssen dann nicht behandelt werden. Regelmäßige Kontrollen alle sechs Monate sind ausreichend.

94 Müssen Myome immer operativ entfernt werden?

Um die durch deine Myome hervorgerufenen Beschwerden zu lindern, steht eine Reihe von Optionen zur Wahl. Neben einer Operation kann auch medikamentös behandelt werden. Für die Therapieentscheidung ist wichtig, ob noch Kinderwunsch besteht. Falls ja, sollte die Gebärmutter so schonend wie möglich behandelt werden. Außerdem fließt das Alter in die Entscheidung mit ein, denn nach den Wechseljahren, wenn die Hormonspiegel abfallen, bilden sich die Myome in der Regel von selbst zurück.

Ziel der medikamentösen Therapie ist es, die Hormonspiegel von Progesteron und Östrogen zu senken oder deren Sensoren auf den Myomzellen zu blockieren, um so den Wachstumsreiz für die Myome zu drosseln. In den meisten Fällen führt das zu einer deutlichen Besserung der Beschwerden.

Neue Behandlungsmöglichkeiten bei Beschwerden durch Myome

Eine Operation ist dir mit zu vielen Risiken verbunden und du möchtest keine Tabletten einnehmen, die in den Hormonhaushalt eingreifen? Seit ein paar Jahren steht eine sehr effektive, sanfte Behandlungsmöglichkeit bei Beschwerden durch Myome zur Verfügung: die transzervikale ultraschallgesteuerte Radiofrequenzablation oder kurz TRFA. Mit diesem Verfahren werden Myome durch Energie bekämpft. In Kurznarkose wird eine sehr kleine Ultraschallsonde über die Vagina in die Gebärmutter eingeführt, mit deren Hilfe die Myome aufgespürt werden. Durch die von der Sonde ausgehende Radiofrequenzenergie entstehen über mehrere Minuten Temperaturen bis 105 Grad. Die Myomzellen überleben diesen Hitzeschock nicht und gehen unter. TRFA ist sehr effektiv und führt bei fast allen Betroffenen zu einer Verbesserung der Beschwerden, sodass auf eine operative Therapie verzichtet werden kann.[103] Außerdem schrumpfen die Myome im Schnitt um zwei Drittel ihrer Größe.[104] Im Vergleich zu einer Operation ist die TRFA risikoarm, hat eine kürzere Behandlungszeit und die Gebärmutter bleibt erhalten. Außerdem erholen sich die Betroffenen nach dem Eingriff deutlich schneller. Warum wird die Methode nicht immer angewendet? Die TRFA muss von Frauenärztinnen und Frauenärzten aufwendig erlernt werden. In Deutschland gibt es bisher nur wenige Kliniken mit Expertinnen und Experten für die TRFA.

Die Myome verschwinden aber nicht und nehmen, wenn überhaupt, nur gering in der Größe ab. Bei Verstopfung, ständigem Harndrang oder einem großen *Uterus myomatosus* ist die medikamentöse Therapie oft nicht ausreichend. Außerdem dauert es einige Wochen bis Monate, bis durch die Tabletten eine Linderung eintritt. Wenn ein akutes Eingreifen nötig ist, beispielsweise aufgrund starker Blutungen, wird in aller Regel auf die Operation zurückgegriffen. Die Myome können einzeln entfernt oder die gesamte Gebärmutter herausgenommen werden. Das richtet sich danach, ob der Wunsch einer Schwangerschaft besteht oder die Gebärmutter aus anderen Gründen erhalten bleiben soll.

95 Woran merke ich, ob ich Endometriose habe?

Starke Schmerzen vor der Periode, beim Toilettengang, beim Sex und manchmal sogar Unfruchtbarkeit. Das alles sind Folgen einer Endometriose. Diese Erkrankung betrifft mindestens jede zehnte Frau in Deutschland. Bis heute weiß man nicht, wie die Endometriose genau entsteht. Doch was ist Endometriose überhaupt? Es handelt sich um eine chronische Erkrankung, bei der Gebärmutterschleimhaut-ähnliches Gewebe außerhalb der Gebärmutterhöhle auftritt. Das kann überall im Körper vorkommen: An den Eierstöcken, den Aufhängebändern der Gebärmutter, seltener in Darm und Blase, extrem selten in Lunge oder Gehirn. Die verirrten Schleimhautzellen reagieren auf hormonelle Veränderungen während des Zyklus und wachsen unter Östrogeneinfluss. Sie führen daher zu zyklusabhängigen Beschwerden und machen kurz vor der Periode, wenn sie hoch aufgebaut und aktiv sind, besonders viele Probleme. Das Gewebe kann nicht, wie die Monatsblutung, einfach abfließen; deshalb verursacht es Entzündungen und Verklebungen zwischen den Organen. Die Beschwerden sind dabei sehr unterschiedlich und hängen nicht mit dem Ausmaß der verirrten Schleimhautverbände zusammen. Auch kleine Herde können zu extremen Unterbauchschmerzen führen, mit einer enormen Einschränkung der Lebensqualität. Typisch für eine Endometriose ist der Schmerzbeginn einige Tage vor der Blutung mit zunehmender Intensität und Rückgang der Beschwerden mit Einsetzen der Periode. Die Schmerzen kommen nicht nur im Unterbauch, sondern auch im Rücken, in den Schultern und den Beinen vor. Besonders häufig sind Schmerzen beim Sex, vor allem dann, wenn die Endometriose an den Aufhängebändern der Gebärmutter lokalisiert ist. Wenn sie länger besteht, kann sich ein sogenanntes Schmerzgedächtnis entwickeln. Sex wird dann vom Gehirn automatisch mit Schmerzen in Verbindung gebracht und der Körper reagiert schützend mit einer Verkrampfung der Beckenbodenmuskulatur. Betroffene schleppen sich in den Tagen vor den Tagen aufgrund von Erbrechen und Durchfall von Bett zu Badezimmer und umgekehrt. Der Stuhlgang kann, genau wie das Wasserlassen, dabei sehr schmerzhaft sein. Kopfschmerzen und Schwindel plagen oft zusätzlich. Mit diesem Paket voller Beschwerden gehen ein starkes Krankheitsgefühl und eine zunehmende Erschöpfung einher, die das Immunsystem schwächt und es anfälliger für Infekte macht. Fast alle Lebensbereiche werden so durch die Erkrankung eingeschränkt: Berufsleben, Partnerschaft und die Familienplanung.

Die Endometriose kann aber auch vollkommen beschwerdefrei verlaufen. Bei vielen Frauen, die aus anderen Gründen operiert werden, zeigt sie sich als Zufallsbefund. Endometriose ist zwar behandelbar, aber nicht heilbar und begleitet einen bis in die Wechseljahre, während derer sie sich meist von allein zurückbildet.

96 Warum wird Endometriose oft nicht erkannt?

Es ist schon erstaunlich: Endometriose ist häufiger als Diabetes und trotzdem haben viele noch nie von ihr gehört. Bis die Krankheit von einer Ärztin oder einem Arzt richtig erkannt wird, vergehen im Schnitt zwischen sechs und zehn Jahre! Wie kann das sein? Einen wichtigen Aspekt hat kürzlich unser Gesundheitsminister Karl Lauterbach benannt. Endometriose sei eine Krankheit, die vom Leidensdruck unterschätzt würde und oft als Menstruationsbeschwerden abgetan worden sei, als wären die Frauen wehleidig. Und genau das entspricht den Erfahrungen, die Betroffene während ihrer Odyssee bis zur richtigen Diagnosestellung machen. Sehr starke Regelschmerzen, Krämpfe bis zur Unfähigkeit aufzustehen – es sei normal für eine Frau, solche Beschwerden zu haben, wird suggeriert. Doch das ist es nicht! Und man darf sich durchaus die Frage stellen, ob mit dem Thema genauso umgegangen würde, wenn Männer betroffen wären.

Außerdem löst Endometriose unspezifische Beschwerden aus, die bei jeder Frau anders ausgeprägt sind. Es gibt keine Beschwerden, die »typisch Endometriose« sind. Wenn eine Betroffene die Pille einnimmt, fällt der zyklische Schmerzverlauf, und mit ihm das einzig »Typische« der Endometriose, außerdem weg.

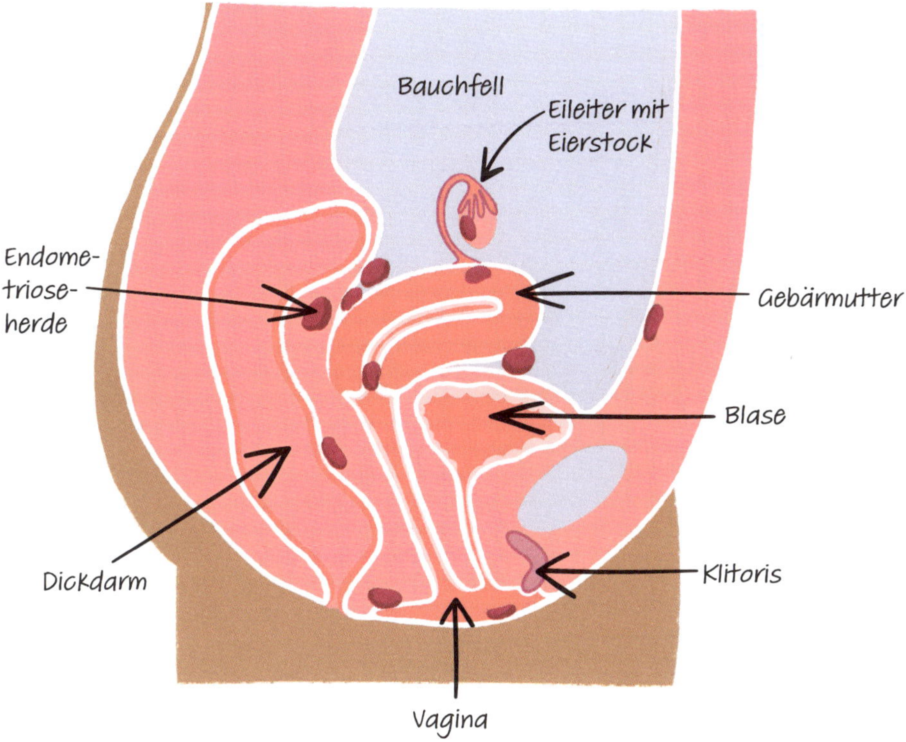

Endometrioseherde können an sehr verschiedenen Organen und den unterschiedlichsten Stellen im Becken und Bauchraum der Frau auftreten, das kann ihre Entdeckung oftmals sehr schwierig machen.

Es erfordert daher ein sehr gründliches und aufmerksames Gespräch mit der Ärztin oder dem Arzt, um alle Beschwerden und ihren Verlauf genau zu beschreiben. Das braucht Zeit, die Frauenärztinnen und Frauenärzte in der Praxis oft nicht haben. Kommen Rückenschmerzen oder Durchfall als Hauptsymptom vor, wenden sich die Frauen außerdem nicht unbedingt an die Frauenarztpraxis, sondern an den Orthopäden oder Hausarzt. Wenn dort keine Ursache gefunden werden kann, verlieren Betroffene schnell das Vertrauen und Selbstzweifel machen sich breit. Der lange Leidensweg führt unausweichlich zu einer hohen psychischen Belastung. Selbst wenn ein ausführliches Gespräch und eine Untersuchung erfolgen, heißt es im Anschluss oft: »Alles in Ordnung«. Die Endometriose kann man nämlich nicht sehen. Es braucht viel Erfahrung, um bei der vaginalen Untersuchung Hinweise auf Endometriose festzustellen, und nur Expertinnen und Experten sind in der Lage, die Diagnose sicher mit dem Ultraschall zu stellen. Sichern kann man sie nur durch eine Operation, bei der mit einer Kamera im Becken und im Bauchraum nach Endometrioseherden gesucht wird.

Fest steht: Nur wer die Erkrankung kennt, kann sie bei sich vermuten. Es braucht daher eindeutig mehr Aufklärung. In Neuseeland lernen Schülerinnen im Rahmen einer großen Aufklärungskampagne, welche Symptome ein Hinweis auf Endometriose sein können. Es konnte gezeigt werden, dass die Zeitspanne zwischen ersten Beschwerden und der richtigen Diagnosestellung dadurch deutlich verkürzt werden konnte.[105] Ähnliche Programme wären in Deutschland sehr wünschenswert. Denn wie Emmanuel Macron Anfang 2022 auf Twitter verkündete: Endometriose ist kein Problem der Frauen, sondern ein Problem der Gesellschaft!

Unterstützende Maßnahmen bei Endometriose

Neben einer ärztlich begleiteten medikamentösen oder operativen Therapie gibt es andere Behandlungsmöglichkeiten und Lifestyle-Veränderungen, die ergänzend einen positiven Einfluss auf die Beschwerden der Endometriose nehmen können. Dazu gehören:

- Das Seekiefer-Rindenextrakt Pycnogenol kann Periodenschmerzen durch Hemmung der Entzündungsprozesse in den Endometrioseherden verbessern.[106] Das Pflanzenextrakt ist gut verträglich und sollte in Kombination mit einer hormonellen Therapie eingesetzt werden.
- Es gibt wissenschaftliche Hinweise dafür, dass ein niedriger Vitamin-D-Spiegel die Beschwerden durch Endometriose verstärken kann.[107] Vitamin D zur Nahrungsergänzung ist aber nur sinnvoll, wenn im Blut ein Mangel nachgewiesen wurde. Wenn du unter Endometriose leidest, kannst du deinen Vitamin-D-Spiegel überprüfen lassen und einen Mangel mit Vitamin-D-Tabletten ausgleichen.[108]

- Ansonsten gilt: regelmäßig an die frische Luft, auch in der kalten Jahreszeit. Denn Vitamin D produziert der Körper bei Sonnenschein ganz von selbst.
- Magnesium wird oft bei Krämpfen eingenommen. Es setzt auch die Erregbarkeit der Gebärmuttermuskulatur herab und wirkt so ihrer Überaktivität und den daraus resultierenden Schmerzen entgegen. Bei Endometriose kann Magnesiumcitrat (400 Milligramm am Tag) regelmäßig zugeführt werden.
- Ergänzend kann dir eine Ernährungsumstellung hin zu einer antientzündlichen Ernährungsweise helfen. Das bedeutet Verzicht auf Süßes, Weißmehlprodukte und übermäßigen Fleischkonsum (besonders Schweinefleisch hat viele entzündungsfördernde Inhaltsstoffe). Stattdessen solltest du viel Gemüse essen! Das fördert auch den Abbau überflüssiger Kilos und führt damit zu einer Senkung des Östrogenspiegels.
- Die Aufnahme langkettiger essenzieller Omega-3-Fettsäuren wirkt zusätzlich antientzündlich. Enthalten sind diese in fettreichem Fisch wie Hering, Makrele oder Sardellen.[109]
- Die chronischen Endometrioseschmerzen führen zu einer herabgesetzten Dehnbarkeit des Beckenbodens. Durch Yoga kannst du diesem Vorgang entgegenwirken und die Schmerzen so deutlich mildern. Entspannungstechniken helfen außerdem, den Körper positiv wahrzunehmen.
- Manchmal ist eine professionelle Schmerztherapie hilfreich, um zu lernen, einen guten Umgang mit den Schmerzen zu finden.
- Die Erkrankung führt zu einer enormen Belastung auf allen Ebenen. Es sollte daher ein ganzheitlicher Ansatz verfolgt werden. Eine psychologische Begleitung kann zur Krankheitsbewältigung ebenso sinnvoll sein wie die Teilnahme an einer Selbsthilfegruppe. Kontakte stellt die Endometriose-Vereinigung Deutschland e.V. bereit.

97 Welche körperlichen und psychischen Veränderungen entstehen durch PCOS?

PCOS ist eine Störung im Hormonsystem, die mit einem Zuviel an männlichen Geschlechtshormonen, Zyklusstörungen und polyzystischen Eierstöcken einhergeht. Wobei die namensgebenden »vielen Zysten« (polyzystisch) unreife Eizellen sind, die im Ultraschall wie eine Perlenkette am Rand des Eierstocks liegen. Schätzungen gehen davon aus, dass jede zehnte Frau betroffen ist! Die Erkrankung wird aber nur bei einem Drittel der Frauen richtig erkannt.[110] Die Überproduktion männlicher Geschlechtshormone führt zu einer optischen »Vermännlichung«. Die Haare auf dem Kopf werden lichter und sprießen dafür an Stellen, an denen man sie nicht so gerne hat – wie am Kinn, auf den Oberschenkeln oder um den Nabel. Die Stimme wird tiefer und die Talgdrüsen im Gesicht steigern ihre Produktion, was zu ausgeprägter Akne führen kann. Frauen mit PCOS haben eine erhöhte Neigung zur Gewichtszunahme. Drei von vier Betroffenen sind übergewichtig, wobei die männlichen Hormone für eine Ansammlung des zusätzlichen Fetts um die Taille herum sorgen. Das ist problematisch, da das Fettgewebe Substanzen abgibt, die zu einer sogenannten Insulinresistenz führen[111]: Die Körperzellen reagieren kaum noch auf das Signal des Insulins, Zucker aus dem Blut aufzunehmen, und der Blutzuckerspiegel steigt. Die Bauchspeicheldrüse versucht das mit einer gesteigerten Produktion von Insulin zu kompensieren. Das viele Insulin veranlasst dann den Körper, immer mehr Energie in Form von Fett zu speichern und fördert so die weitere Gewichtszunahme. Betroffene haben deshalb auch ein erhöhtes Risiko, die Zuckerkrankheit *Diabetes mellitus* Typ 2 zu entwickeln.

Durch das Hormonungleichgewicht kommt es außerdem zu einer gestörten Follikelreifung und damit zu einem verzögerten Eisprung, der häufig auch ganz ausbleibt. Bemerkbar kann sich das in einer langen Pause zwischen den Blutungen oder einer fehlenden Periode machen. PCOS ist die häufigste Ursache für Zyklusunregelmäßigkeiten. Viele empfinden die ausbleibende Periode nicht als störend und suchen erst Hilfe, wenn sie durch den fehlenden Eisprung Schwierigkeiten haben, schwanger zu werden. Wird daraufhin die Diagnose PCOS gestellt, ist das für Patientinnen,

Schon eine geringe Gewichtsabnahme mildert PCOS-Symptome deutlich

PCOS lässt sich nicht heilen. Die Therapie zielt darauf ab, Beschwerden zu lindern und Langzeitfolgen zu vermeiden. Eine Gewichtsreduktion trägt dazu einen großen Teil bei. Dabei reichen fünf Prozent schon aus, um eine deutliche Besserung der Symptome zu erzielen und den Stoffwechsel positiv zu beeinflussen. Es konnte sogar nachgewiesen werden, dass bei der Hälfte aller Frauen ohne Eisprung nach der Gewichtsreduktion wieder ein regelmäßiger Eisprung stattfand.[112] Dabei sollte man sich kleine, in einem realistischen Zeitrahmen erreichbare Ziele setzen. So kann Stück für Stück eine Hormonbalance hergestellt und die Lebensqualität deutlich verbessert werden.[113, 114]

die schon seit der Pubertät das Gefühl begleitet, mit ihnen sei etwas nicht in Ordnung, erst einmal eine Erleichterung: Endlich gibt es eine Erklärung für die körperlichen Auffälligkeiten und eine entsprechende Therapie kann angeboten werden. Inzwischen weiß man, dass PCOS auch erhebliche psychische Auswirkungen hat. Angststörungen und Depressionen kommen bei PCOS regelmäßig vor. Eine veränderte Körperwahrnehmung führt außerdem zu einem erhöhten Risiko für Essstörungen.[115]

98 Warum ist zu wenig Bewegung bei PCOS besonders bedenklich?

Zu wenig Bewegung kann bei übergewichtigen Menschen genauso wie bei normalgewichtigen Menschen zu einer Insulinresistenz führen. Unsere Muskulatur gibt während des Trainings die Substanz Interleukin-6 ab. Interleukin-6 hat eine Schlüsselrolle für die Insulinsensitivität unserer Zellen. Liegen wir nur faul auf der Couch oder nehmen immer den Aufzug statt der Treppen, wird zu wenig Interleukin-6 in die Blutbahn abgegeben und die Zellen reagieren nicht mehr so sensibel auf Insulin. Der

Zucker zirkuliert weiter im Blut und erhöht unser Risiko für Diabetes. Bei Frauen mit PCOS potenziert sich dieser Effekt mit dem ohnehin schon erhöhten Risiko, eine Insulinresistenz zu entwickeln. Die Folgen sind ein gestörter Fettstoffwechsel und ein höheres Risiko für Herz- und Gefäßerkrankungen. Je ausgeprägter das Übergewicht ist, desto wahrscheinlicher entstehen Folgeerkrankungen. Regelmäßige Bewegung ist daher wichtig, um das Gewicht zu halten und die Insulinsensitivität zu stärken. Wandern, Rad fahren oder Tanzen, egal was dir Spaß macht: 1,5 Stunden intensivere körperliche Aktivität pro Woche reichen dafür aus.

Darmflora stärken und PCOS-Beschwerden lindern

Probiotika, also gesundheitsfördernde Bakterien, können einen positiven Zusatzeffekt auf viele PCOS-Beschwerden haben.

Ein Zusammenhang zwischen dem Mikrobiom des Darms und der Entstehung von PCOS wird schon länger vermutet.[116] Forscher gelangten kürzlich zu der »Dysbiosis-of-gut-Mikrobiota (DOGMA)-Hypothese«.[117] Die besagt, dass sich durch eine Dysbalance *Bacteroides vulgatus* in der Darmflora breit macht. Das führt dazu, dass der Darm durchlässiger wird, vor allem für Fett-Zucker-Verbindungen, die so unablässig im Körper ihre Runden drehen. Die ungewohnten Eindringlinge aktivieren unser Immunsystem und fördern die Insulinresistenz. Da erscheint es nachvollziehbar, dass eine Stärkung der Darmflora mit Probiotika zur Therapie von PCOS genutzt werden kann. Präparate, die beispielsweise Laktobazillen oder sogenannte Bifidobakterien enthalten, wirken sich positiv auf die Zuckertoleranz, den Insulinspiegel und den Fetthaushalt aus.[118] Sie können sogar die Menge männlicher Geschlechtshormone senken. Als alleinige Therapie sind sie aber in der Regel nicht ausreichend, um PCOS-Beschwerden effektiv zu lindern.

INKONTINENZ – UNKONTROLLIERTER URINVERLUST

Ausfluss, Menstruation, Schmerzen beim Sex – man sollte meinen, in der Frauengesundheit gibt es schon genug tabuisierte Themen. Während inzwischen Werbespots für Periodenprodukte mit roter statt blauer Farbe arbeiten und dank natürlicher Familienplanung der Ausfluss immer mehr Aufmerksamkeit erhält, wird ein Thema weiter totgeschwiegen: die Inkontinenz. Dabei ist Blasenschwäche häufiger als Bluthochdruck und schränkt die Lebensqualität der Betroffenen enorm ein.

99 Welche Formen der Inkontinenz unterscheidet man?

Weil man über alles, was auf der Toilette passiert, nicht spricht, wissen viele Menschen gar nicht, wie Wasserlassen überhaupt funktioniert. Ein kleiner Exkurs: In den Nieren, von denen wir jeweils eine links und rechts auf Höhe des Rippenbogens im Bauchraum liegen haben, werden die verschiedenen Inhaltsstoffe in unserem Blut getrennt: Alle Bestandteile, die nicht mehr gebraucht werden, schmeißt die Niere raus. Die Abfallprodukte gelangen, gelöst in Flüssigkeit, über die Harnleiter in unsere Blase. Die Blasenmuskulatur funktioniert wie ein Luftballon, der sich umso stärker ausdehnt, je mehr er gefüllt wird. Ab einer bestimmten Menge senden die in der Blasenwand verbauten Dehnungssensoren die Botschaft ans Gehirn: Bitte zeitnah entleeren. Sobald das Gehirn sein »Go« gibt, zieht sich die Blasenmuskulatur zusammen, um den Urin über die Harnröhre abzulassen.

Als Blasenschwäche oder Inkontinenz wird jeder unfreiwillige Urinabgang bezeichnet. Man unterscheidet zwei Formen: Die mit Abstand häufigste ist die Belastungsinkontinenz, bei der eine Druckerhöhung im Bauchraum auf die Blase wirkt, dem die Harnröhre nicht mehr standhalten kann. Der Verschlussmechanismus der Harnröhre ist bedingt durch eine Lockerung des umgebenden Bindegewebes geschwächt. So kommt es beim Niesen, Husten oder Lachen, bei ausgeprägteren Formen schon beim Aufstehen, zum unfreiwilligen Urinverlust. Zunächst behelfen sich die Betroffenen mit Einlagen und schweigen oft aus Scham, obwohl das Problem auch Partnerschaft und Sexualität massiv beeinträchtigt. Die zweite Form, die Dranginkontinenz, äußert sich durch tagsüber wie nachts einsetzenden, starken Harndrang. Durch eine plötzliche Muskelaktivität der Blase wird man zur Toilette gezwungen, die oft nicht mehr rechtzeitig erreicht wird. Viele betroffene Frauen isolieren sich zu Hause, aus Scham vor dem Einpinkeln.

Beide Formen haben schwerwiegende Folgen auf sozialer und psychischer Ebene, die sich durch eine frühzeitige Einflussnahme verhindern ließen. Vielen ist gar nicht klar, dass die Frauenärztin oder der Frauenarzt für das Problem zuständig ist und helfen kann.

100 Was kann die Ursache für Inkontinenz sein?

Der Hauptübeltäter bei der Blasenschwäche ist ein Altbekannter: der Beckenboden. Wird er geschwächt, verliert die Harnröhre ihren wichtigsten Halt. Das passiert automatisch, wenn wir älter werden. Mit jedem Jahr schwindet unsere Muskulatur und das Bindegewebe verliert Stabilität. Deshalb steigt das Risiko für eine Blasenschwäche mit zunehmendem Alter. Eine erbliche Vorbelastung macht das Auftreten wahrscheinlicher. Leider gibt es noch einen weiteren Risikofaktor, den wir nicht beeinflussen können: Frau sein. Früher oder später kommen wir alle in die Wechseljahre. Im Verlauf dieser nervenaufreibenden Lebensphase fällt der Östrogenspiegel massiv ab. Östrogen steigert die Durchblutung des Beckenbodens und stärkt so den Verschlussdruck der Harnröhre. Ohne Östrogen wird die Harnröhre schlaffer und verschließt sich nicht mehr effektiv. Das Hormon wird deshalb lokal zur Therapie der Blasenschwäche eingesetzt.

Weitere wichtige Faktoren für die Entwicklung einer Blasenschwäche sind Schwangerschaft und Geburt. Jede Schwangerschaft und natürliche Entbindung destabilisiert den Beckenboden. Während unter den kinderlosen Frauen jede zehnte im Lauf ihres Lebens eine Erkrankung des Beckenbodens entwickelt, ist es unter den Frauen, die zwei Kinder auf natürlichem Weg zur Welt gebracht haben, bereits jede vierte.[119] Bei Frauen nach Kaiserschnitt ist diese Zahl deutlich geringer.[120] Wie wir beim Thema Beckenboden bereits gelernt haben, ist er auf zu viel Druck von oben nicht besonders gut zu sprechen. Der wird auch durch Übergewicht, ständige Verstopfung und schweres Heben in Beruf oder Freizeit erzeugt. Deshalb ist eine Gewichtsnormalisierung die Grundlage jeder Inkontinenztherapie.

Neben älteren, übergewichtigen Frauen, die viele Kinder geboren haben, zählt eine ganz andere Gruppe zu den Hauptbetroffenen: Leistungssportlerinnen. Laufen, Gewichtheben oder Tennis (durch das ständige Stop-and-Go) belasten den Beckenboden. Die Sportlerinnen können oft bereits in jungen Jahren den Urin nicht mehr effektiv halten, obwohl eine Stärkung des Beckenbodens als grundlegender Bestandteil des Trainings solche Effekte verhindern könnte. Seltener sind Erkrankungen wie wiederkehrende Blasenentzündungen, Diabetes oder Medikamente gegen Bluthochdruck, die zu einer erhöhten Blasenmuskelaktivität führen, Ursache für den unangenehmen Urinverlust.

Heute schon an Morgen denken – wie du einer Inkontinenz entgegenwirkst

Du hast eine sehr hohe Wahrscheinlichkeit, im Lauf deines Lebens eine Inkontinenz zu entwickeln. Schon allein, weil du eine Frau bist, in die Wechseljahre kommst und älter wirst. Trotz dieser Faktoren, die sich nicht beeinflussen lassen, kannst du der Entwicklung einer Blasenschwäche aktiv entgegenwirken. Den Beckenboden zu stärken und nicht zu stark zu belasten, ist das A und O. Wie das geht, erfährst du auf Seite 35. Vor und nach der Geburt gebührt dem Beckenboden besondere Aufmerksamkeit. Wenn du eine Sache in den anstrengenden ersten Babymonaten nicht von deiner To-do-Liste streichen solltest, ist es ein Rückbildungskurs. Schließlich wünscht sich niemand mit Anfang 30 Inkontinenzeinlagen als ständige Begleiter. Der Rückbildungskurs ist essenziell, um Bauch- und Beckenbodenmuskulatur nach den Belastungen durch Schwangerschaft und Entbindung wieder zu kräftigen und dadurch der Entwicklung einer Blasenschwäche vorzubeugen. Auch vorgeburtliche Physiotherapie kann bei Frauen mit erhöhter Wahrscheinlichkeit für eine Harninkontinenz das Risiko senken.[121, 122]

Außerdem hilft der Verzicht auf Koffein, den Urin langfristig gut halten zu können.

Wie wichtig die Kräftigung des Beckenbodens ist, wissen die meisten Menschen nicht, weil die Blasenschwäche so stark tabuisiert ist. Eine offene Kommunikation über das Thema mit dem Austausch von Ratschlägen würde helfen, dass bereits junge Frauen dafür sensibilisiert werden.

QUELLENVERZEICHNIS

1 Kreklau A, Vâz I, Oehme F, Strub F, Brechbühl R, Christmann C, Günthert A. (2018): *Measurements of a ‚normal vulva' in women aged 15–84: a cross-sectional prospective single-centre study.* BJOG, 125(13). S. 1656–1661

2 Whitley N (1978): *The first coital experience of one hundred women.* JOGN Nurs, 7(4). S. 41–45

3 Mishori R, Ferdowsian H, Naimer K, Volpellier M, McHale T (2019): *The little tissue that couldn't – dispelling myths about the Hymen's role in determining sexual history and assault.* Reprod Health, 16(1). S. 74

4 Adams JA, Botash AS, Kellogg N (2004): *Differences in hymenal morphology between adolescent girls with and without a history of consensual sexual intercourse.* Arch Pediatr Adolesc Med, 158(3). S. 280–285

5 Mokate T, Wright C, Mander T (2006): *Hysterectomy and sexual function.* J Br Menopause Soc, 12(4). S. 153–157

6 Rannestad T (2005): *Hysterectomy: effects on quality of life and psychological aspects.* Best Pract Res Clin Obstet Gynaecol, 19(3). S. 419–430

7 Zhuo Z, Wang C, Yu H, Li J (2021): *The Relationship Between Pelvic Floor Function and Sexual Function in Perimenopausal Women.* Sex Med, 9(6). S. 100441

8 Nygaard I, Barber MD, Burgio KL, Kenton K, Meikle S, Schaffer J, Spino C, Whitehead WE, Wu J, Brody DJ (2008): *Pelvic Floor Disorders Network. Prevalence of symptomatic pelvic floor disorders in US women.* JAMA,300(11). S. 1311–1316

9 Chen L, Malone KE, Li CI (2014): *Bra wearing not associated with breast cancer risk: a population-based case-control study.* Cancer Epidemiol Biomarkers Prev, 23(10). S. 2181–2185

10 Swidsinski A, Loening-Baucke V, Mendling W, Dörffel Y, Schilling J, Halwani Z, Jiang XF, Verstraelen H, Swidsinski S (2014): *Infection through structured polymicrobial Gardnerella biofilms (StPM-GB).* Histol Histopathol, 29(5). S. 567–587

11 Marrazzo JM, Fiedler TL, Srinivasan S, Thomas KK, Liu C, Ko D, Xie H, Saracino M, Fredricks DN (2012): *Extravaginal reservoirs of vaginal bacteria as risk factors for incident bacterial vaginosis.* J Infect Dis, 205(10). S. 1580–1588

12 Russo R, Karadja E, De Seta F (2019): *Evidence-based mixture containing Lactobacillus strains and lactoferrin to prevent recurrent bacterial vaginosis: a double blind, placebo controlled, randomised clinical trial.* Benef Microbes, 10(1). S. 19–26

13 Lev-Sagie A, Goldman-Wohl D, Cohen Y, Dori-Bachash M, Leshem A, Mor U, Strahilevitz J, Moses AE, Shapiro H, Yagel S, Elinav E (2019): *Vaginal microbiome transplantation in women with intractable bacterial vaginosis.* Nat Med, 25(10). S. 1500–1504

14 Brott NR, Le JK (2022): *Mittelschmerz.* In: StatPearls [Internet]. Treasure Island (FL): StatPearls Publishing

15 Satija A, Hu FB (2018): *Plant-based diets and cardiovascular health.* Trends Cardiovasc Med, 28(7). S. 437–441

16 Quintin C. (2017): *The Pregnancy Panopticon.* Electronic Frontier Foundation. Verfügbar unter: https://www.eff.org/wp/pregnancy-panopticon

17 Hallberg E, Sundström A, Larsson M, Arthurson V, Ljung R (2022): *Association Between Menstrual Cycle Length and Coronavirus Disease 2019 (COVID-19) Vaccination: A U.S. Cohort.* Obstet Gynecol, 139(5). S. 940–941

18 Trogstand L. (2022): *Increased Occurrence of Menstrual Disturbances in 18- to 30-Year-Old Women after COVID-19 Vaccination.* Verfügbar unter: SSRN, https://ssrn.com/abstract=3998180

19 Khan SM, Shilen A, Heslin KM, Ishimwe P, Allen AM, Jacobs ET, Farland LV (2021): *SARS-CoV-2 infection and subsequent changes in the menstrual cycle among participants in the Arizona CoV-HORT study.* Am J Obstet Gynecol, 226(2). S. 270–273

20 Dennerstein L, Lehert P, Heinemann K (2012): *Epidemiology of premenstrual symptoms and disorders.* Menopause Int, 18(2). S. 48–51

21 Goldhill O (2016): *Period pain can be "almost as bad as a heart attack." Why aren't we researching how to treat it?* Quartz, Februar, 15

22 Fernández MDM, Saulyte J, Inskip HM, Takkouche B (2018): *Premenstrual syndrome and alcohol consumption: a systematic review and meta-analysis.* BMJ Open, 8(3). S. e019490

23 Ghanbari Z, Haghollahi F, Shariat M, Foroshani AR, Ashrafi M (2009): *Effects of calcium supplement therapy in women with premenstrual syndrome.* Taiwan J Obstet Gynecol, 48(2). S. 124–129

24 Abdi F, Ozgoli G, Rahnemaie FS (2019): *A systematic review of the role of vitamin D and calcium in premenstrual syndrome.* Obstet Gynecol Sci, 62(2). S. 73–86. Erratum in: Obstet Gynecol Sci. 2020, 63(2). S. 213

25 Bertone-Johnson ER, Chocano-Bedoya PO, Zagarins SE, Micka AE, Ronnenberg AG (2010): *Dietary vitamin D intake, 25-hydroxyvitamin D3 levels and premenstrual syndrome in a college-aged population.* J Steroid Biochem Mol Biol, 121(1-2). S. 434–437

26 Wyatt KM, Dimmock PW, Jones PW, Shaughn O'Brien PM (1999): *Efficacy of vitamin B-6 in the treatment of premenstrual syndrome: systematic review.* BMJ, 318(7195). S. 1375–1381

27 Dennerstein L, Lehert P, Heinemann K (2012): *Epidemiology of premenstrual symptoms and disorders.* Menopause Int, 18(2). S. 48–51

28 Peragallo Urrutia R, Polis CB, Jensen ET, Greene ME, Kennedy E, Stanford JB (2018): *Effectiveness of Fertility Awareness-Based Methods for Pregnancy Prevention: A Systematic Review.* Obstet Gynecol, 132(3). S. 591–604

29 Frank-Herrmann P, Heil J, Gnoth C, Toledo E, Baur S, Pyper C, Jenetzky E, Strowitzki T, Freundl G (2007): *The effectiveness of a fertility awareness based method to avoid pregnancy in relation to a couple's sexual behaviour during the fertile time: a prospective longitudinal study.* Hum Reprod, 22(5). S. 1310–1319

30 Arbeitsgruppe NFP (2021): *Natürlich und sicher: Natürliche Familienplanung mit Sensiplan. Das Praxisbuch.* Trias Verlag, Stuttgart

31 Apter D, Gemzell-Danielsson K, Hauck B, Rosen K, Zurth C (2014): *Pharmacokinetics of two low-dose levonorgestrel-releasing intrauterine systems and effects on ovulation rate and cervical function: pooled analyses of phase II and III studies.* Fertil Steril, 101(6). S. 1656–1662.

32 Andersson K, Batar I, Rybo G (1992): *Return to fertility after removal of a levonorgestrel-releasing intrauterine device and Nova-T.* Contraception, 46(6). S. 575–584

33 Palacios S, Colli E, Regidor PA (2019): *A multicenter, double-blind, randomized trial on the bleeding profile of a drospirenone-only pill 4 mg over nine cycles in comparison with desogestrel 0.075 mg.* Arch Gynecol Obstet 300(6). S. 1805–1812. Erratum in: Arch Gynecol Obstet. 2020 Jun; 301(6). S. 1593

34 Palacios S, Regidor PA, Colli E, Skouby SO, Apter D, Roemer T, Egarter C, Nappi RE, Skřivánek A, Jakimiuk AJ, Weyers S, Ács N, Elia D, Gemzell Danielsson K, Bitzer J (2020): *Oestrogen-free oral contraception with a 4 mg drospirenone-only pill: new data and a review of the literature.* Eur J Contracept Reprod Health Care 25(3). S. 221–227

35 Palacios S, Colli E, Regidor PA (2020): *Efficacy and cardiovascular safety of the new estrogen-free contraceptive pill containing 4 mg drospirenone alone in a 24/4 regime.* BMC Womens Health 20(1). S. 218

36 Wiegratz I, Mittmann K, Dietrich H, Zimmermann T, Kuhl H (2006): *Fertility after discontinuation of treatment with an oral contraceptive containing 30 microg of ethinyl estradiol and 2 mg of dienogest.* Fertil Steril 85(6). S. 1812–1819

37 Sadler C, Smith H, Hammond J, Bayly R, Borland S, Panay N, Crook D, Inskip H; Southampton Women's Survey Study Group (2010): *Lifestyle factors, hormonal contraception, and premenstrual symptoms: the United Kingdom Southampton Women's Survey.* J Womens Health (Larchmt) 19(3). S. 391–396

38 Pearlstein TB, Bachmann GA, Zacur HA, Yonkers KA (2005): *Treatment of premenstrual dysphoric disorder with a new drospirenone-containing oral contraceptive formulation.* Contraception, 72(6). S. 414–421

39 Jacobson JC, Likis FE, Murphy PA (2012): *Extended and continuous combined contraceptive regimens for menstrual suppression.* J Midwifery Womens Health, 57(6). S. 585–592

40 Nappi RE, Lete I, Lee LK, Flores NM, Micheletti MC, Tang B (2018): *Real-world experience of women using extended-cycle vs monthly-cycle combined oral contraception in the United States: the National Health and Wellness Survey.* BMC Womens Health, 18(1). S. 22

41 Edelman A, Micks E, Gallo MF, Jensen JT, Grimes DA (2014): *Continuous or extended cycle vs. cyclic use of combined hormonal contraceptives for contraception.* Cochrane Database Syst Rev, 2014(7). S. CD004695

42 Wiegratz I, Stahlberg S, Manthey T, Sänger N, Mittmann K, Lange E, Mellinger U, Kuhl H (2008): *Effects of conventional or extended-cycle regimen of an oral contraceptive containing 30 mcg ethinylestradiol and 2 mg dienogest on various hemostasis parameters.* Contraception, 78(5). S. 384–391

43 Wright KP, Johnson JV (2008): *Evaluation of extended and continuous use oral contraceptives.* Ther Clin Risk Manag, 4(5). S. 905–911

44 Archer JS, Archer DF (2002): *Oral contraceptive efficacy and antibiotic interaction: a myth debunked.* J Am Acad Dermatol, 46(6). S. 917–923

45 Gallo MF, Lopez LM, Grimes DA, Carayon F, Schulz KF, Helmerhorst FM (2014): *Combination contraceptives: effects on weight.* Cochrane Database Syst Rev, (1). S. CD003987

46 Worly BL, Gur TL, Schaffir J (2018): *The relationship between progestin hormonal contraception and depression: a systematic review.* Contraception, 97(6). S. 478–489

47 Skovlund CW, Mørch LS, Kessing LV, Lidegaard Ø (2016): *Association of Hormonal Contraception With Depression.* JAMA Psychiatry, 73(11). S. 1154–1162 Erratum in: JAMA Psychiatry. 2017; 74(7). S. 764

48 Anawalt BD, Roth MY, Ceponis J, Surampudi V, Amory JK, Swerdloff RS, Liu PY, Dart C, Bremner WJ, Sitruk-Ware R, Kumar N, Blithe DL, Page ST, Wang C (2019): *Combined nestorone-testosterone gel suppresses serum gonadotropins to concentrations associated with effective hormonal contraception in men.* Andrology, 7(6). S. 878–887

49 Singh S, Remez L, Sedgh G, Kwok L, Onda T (2018): *Abortion Worldwide 2017: Uneven Progress and Unequal Access.* Guttmacher Institute. Verfügbar unter: https://www.guttmacher.org/report/abortion-worldwide-2017

50 Frank PI, McNamee R, Hannaford PC, Kay CR, Hirsch S (1991): *The effect of induced abortion on subsequent pregnancy outcome.* Br J Obstet Gynaecol, 98(10). S. 1015–1024

51 Coleman PK. (2011): *Abortion and mental health: quantitative synthesis and analysis of research published 1995-2009.* Br J Psychiatry, 199(3). S. 180–186

52 Fergusson DM, Horwood LJ, Boden JM (2013): *Does abortion reduce the mental health risks of unwanted or unintended pregnancy? A re-appraisal of the evidence.* Aust N Z J Psychiatry, 47(9). S. 819–827

53 Rocca CH, Kimport K, Roberts SC, Gould H, Neuhaus J, Foster DG (2015): *Decision Rightness and Emotional Responses to Abortion in the United States: A Longitudinal Study.* PLoS One, 10(7). S. e0128832

54 Cameron S (2010): *Induced abortion and psychological sequelae.* Best Pract Res Clin Obstet Gynaecol, 24(5). S. 657–665

55 Rocca CH, Samari G, Foster DG, Gould H, Kimport K (2020): *Emotions and decision rightness over five years following an abortion: An examination of decision difficulty and abortion stigma.* Soc Sci Med, 248. S. 112704

56 Bancroft J, Graham CA, Janssen E, Sanders SA (2009): *The dual control model: current status and future directions.* J Sex Res, 46(2-3). S. 121–142

57 de Lucena BB, Abdo CH (2014): *Personal factors that contribute to or impair women's ability to achieve orgasm.* Int J Impot Res, 26(5). S. 177–181

58 van Anders SM (2012): *Testosterone and sexual desire in healthy women and men.* Arch Sex Behav, 41(6). S. 1471–1484

59 Davis SR, Moreau M, Kroll R, Bouchard C, Panay N, Gass M, Braunstein GD, Hirschberg AL, Rodenberg C, Pack S, Koch H, Moufarege A, Studd J; APHRODITE Study Team (2008): *Testosterone for low libido in postmenopausal women not taking estrogen.* N Engl J Med, 359(19). S. 2005–2017

60 Vermeulen A, Verdonck L (1976): *Plasma androgen levels during the menstrual cycle.* Am J Obstet Gynecol, 125(4). S. 491–494

61 Bancroft J, Sanders D, Davidson D, Warner P (1983): *Mood, sexuality, hormones, and the menstrual cycle. III. Sexuality and the role of androgens.* Psychosom Med, 45(6). S. 509–516

62 Allen KR, Goldberg AE (2009): *Sexual activity during menstruation: a qualitative study.* J Sex Res, 46(6). S. 535–545

63 Pastor Z, Holla K, Chmel R (2013): *The influence of combined oral contraceptives on female sexual desire: a systematic review.* Eur J Contracept Reprod Health Care, 18(1). S. 27–43

64 Guillermo CJ, Manlove HA, Gray PB, Zava DT, Marrs CR (2010): *Female social and sexual interest across the menstrual cycle: the roles of pain, sleep and hormones.* BMC Womens Health, 10. S. 19

65 Bancroft J, Sanders D, Davidson D, Warner P (1983): *Mood, sexuality, hormones, and the menstrual cycle. III. Sexuality and the role of androgens.* Psychosom Med, 45(6). S. 509–516

66 Caruso S, Agnello C, Intelisano G, Farina M, Di Mari L, Sparacino L, Cianci A (2005): *Prospective study on sexual behavior of women using 30 microg ethinylestradiol and 3 mg drospirenone oral contraceptive.* Contraception, 72(1). S. 19–23

67 Pastor Z, Holla K, Chmel R (2013): *The influence of combined oral contraceptives on female sexual desire: a systematic review.* Eur J Contracept Reprod Health Care, 18(1). S. 27–43

68 Huang M, Li G, Liu J, Li Y, Du P (2020): *Is There an Association Between Contraception and Sexual Dysfunction in Women? A Systematic Review and Meta-analysis Based on Female Sexual Function Index.* J Sex Med, 17(10). S. 1942–1955

69 Wallwiener CW, Wallwiener LM, Seeger H, Mück AO, Bitzer J, Wallwiener M (2010): *Prevalence of sexual dysfunction and impact of contraception in female German medical students.* J Sex Med, 7(6). S. 2139–2148

70 Schmidt G, Mathiesen S, Meyerhiff U (2004): *Alter, Beziehungsform und Beziehungsdauer als Faktoren sexueller Aktivität in heterosexuellen Beziehungen – eine empirische Studie an drei Generationen, Z.* Sexualforsch, 17. S. 116–133

71 Sadeghi S, Bahrami R, Raisi F, Rampisheh Z, Ghobadi A, Akhtari E (2020): *Evaluation of the effect of carrot seed (Daucus Carota) in women of fertile age with hypoactive sexual desire disorder: A randomized double-blind clinical trial.* Complement Ther Med, 54. S. 102543

72 Gonzales GF (2012): *Ethnobiology and Ethnopharmacology of Lepidium meyenii (Maca), a Plant from the Peruvian Highlands.* Evid Based Complement Alternat Med, 2012. S. 193496

73 Dording CM, Fisher L, Papakostas G, Farabaugh A, Sonawalla S, Fava M, Mischoulon D (2008): *A double-blind, randomized, pilot dose-finding study of maca root (L. meyenii) for the management of SSRI-induced sexual dysfunction.* CNS Neurosci Ther, 14(3). S. 182–191

74 Darvish-Mofrad-Kashani Z, Emaratkar E, Hashem-Dabaghian F, Emadi F, Raisi F, Aliasl J, Kamalinejad M, Hasheminejad SA, Eftekhar T, Zafarghandi N (2018): *Effect of Melissa officinalis (Lemon balm) on Sexual Dysfunction in Women: A Double-blind, Randomized, Placebo-controlled Study.* Iran J Pharm Res, 17(Suppl). S. 89–100

75 Oh KJ, Chae MJ, Lee HS, Hong HD, Park K (2010): *Effects of Korean red ginseng on sexual arousal in menopausal women: placebo-controlled, double-blind crossover clinical study.* J Sex Med, 7(4 Pt 1). S. 1469–1477

76 Salvatore S, Nappi RE, Zerbinati N, Calligaro A, Ferrero S, Origoni M, Candiani M, Leone Roberti Maggiore U (2014): *A 12-week treatment with fractional CO2 laser for vulvovaginal atrophy: a pilot study.* Climacteric, 17(4). S. 363–369

77 Sokol ER, Karram MM (2016): *An assessment of the safety and efficacy of a fractional CO2 laser system for the treatment of vulvovaginal atrophy.* Menopause, 23(10). S. 1102–1107

78 Athanasiou S, Pitsouni E, Antonopoulou S, Zacharakis D, Salvatore S, Falagas ME, Grigoriadis T (2016): *The effect of microablative fractional CO2 laser on vaginal flora of postmenopausal women.* Climacteric, 19(5). S. 512–518

79 Rodriguez FD, Camacho A, Bordes SJ, Gardner B, Levin RJ, Tubbs RS (2021): *Female ejaculation: An update on anatomy, history, and controversies.* Clin Anat, 34(1). S. 103–107

80 Loyd E (2005): *The Case of the Female Orgasm: Bias in the Science of Evolution.* Cambridge, Mass.: Harvard University Press.

81 Burri AV, Cherkas L, Spector TD (2010): *Genetic and environmental influences on self-reported G-spots in women: a twin study.* J Sex Med, 7(5). S. 1842–1852

82 Puppo V (2013): *Anatomy and physiology of the clitoris, vestibular bulbs, and labia minora with a review of the female orgasm and the prevention of female sexual dysfunction.* Clin Anat, 26(1). S. 134–152

83 Buisson O, Jannini EA (2013): *Pilot echographic study of the differences in clitoral involvement following clitoral or vaginal sexual stimulation.* J Sex Med, 10(11). S. 2734–2740

84 Shaw D, Lefebvre G, Bouchard C, Shapiro J, Blake J, Allen L, Cassell K; Clinical Practice Gynaecology Committee; Ethics Committee (2013): *Female genital cosmetic surgery.* J Obstet Gynaecol Can, 35(12). S. 1108–1112

85 Frederick DA, John HKS, Garcia JR, Lloyd EA (2018): *Differences in Orgasm Frequency Among Gay, Lesbian, Bisexual, and Heterosexual Men and Women in a U.S. National Sample.* Arch Sex Behav, 47(1). S. 273–288

86 Hill DA, Taylor CA (2021): *Dyspareunia in Women.* Am Fam Physician, 103(10). S. 597–604

87 Matthiesen S, von Rüden U, Dekker A, Briken P, Cerwenka S, Fedorowicz C, Wiessner C (2021): *Wie gut ist das Wissen über sexuell übertragbare Infektionen in Deutschland?: Ergebnisse der ersten bundesweiten repräsentativen Befragung zu Gesundheit und Sexualität (GeSiD) [How good is the knowledge about sexually transmitted infections in Germany?: Results of the first nationwide representative German health and sexuality survey (GeSiD)].* Bundesgesundheitsblatt Gesundheitsforschung Gesundheitsschutz, 64(11). S. 1355–1363

88 Gille G, Klapp C et al. (2005): *Chlamydien – eine heimliche Epidemie unter Jugendlichen.* Deutsches Ärzteblatt, 102(28–29). S. A2021–A2025

89 Bundeszentrale für gesundheitliche Aufklärung (BZgA). (2019) *GeSiD-Studie zu Gesundheit und Sexualität in Deutschland*

90 European Center for Disease Prevention and Control (ecdc) (2019) *Surveillance Atlas of Infectious Diseases (ECDC).* Verfügbar unter: https://atlas.ecdc.europa.eu/public/index.aspx?instance=-generalAtlas

91 Lei J, Ploner A, Elfström KM, Wang J, Roth A, Fang F, Sundström K, Dillner J, Sparén P (2020): *HPV Vaccination and the Risk of Invasive Cervical Cancer.* N Engl J Med, 383(14). S. 1340–1348

92 Drell T, Lillsaar T, Tummeleht L, Simm J, Aaspõllu A, Väin E, Saarma I, Salumets A, Donders GG, Metsis M (2013): *Characterization of the vaginal micro- and mycobiome in asymptomatic reproductive-age Estonian women.* PLoS One, 8(1). S. e54379

93 Baerheim A, Laerum E (1992): *Symptomatic lower urinary tract infection induced by cooling of the feet. A controlled experimental trial.* Scand J Prim Health Care, 10(2). S. 157–160

94 Jepson RG, Williams G, Craig JC (2012): *Cranberries for preventing urinary tract infections.* Cochrane Database Syst Rev, 10(10). S. CD001321

95 Hooton TM, Vecchio M, Iroz A, Tack I, Dornic Q, Seksek I, Lotan Y (2018): *Effect of Increased Daily Water Intake in Premenopausal Women With Recurrent Urinary Tract Infections: A Randomized Clinical Trial.* JAMA Intern Med, 178(11). S. 1509–1515

96 De Nunzio C, Bartoletti R, Tubaro A, Simonato A, Ficarra V (2021): *Role of D-Mannose in the Prevention of Recurrent Uncomplicated Cystitis: State of the Art and Future Perspectives.* Antibiotics (Basel), 10(4). S. 373

97 Parazzini F, Ricci E, Fedele F, Chiaffarino F, Esposito G, Cipriani S (2022): *Systematic review of the effect of D-mannose with or without other drugs in the treatment of symptoms of urinary tract infections/cystitis (Review).* Biomed Rep, 17(2). S. 69

98 Höller M, Steindl H, Abramov-Sommariva D, Wagenlehner F, Naber KG, Kostev K (2021): *Treatment of Urinary Tract Infections with Canephron® in Germany: A Retrospective Database Analysis.* Antibiotics (Basel), 10(6). S. 685

99 Barea BM, Veeratterapillay R, Harding C (2020): *Nonantibiotic treatments for urinary cystitis: an update.* Curr Opin Urol, 30(6). S. 845–852

100 Kronenberg A, Bütikofer L, Odutayo A, Mühlemann K, da Costa BR, Battaglia M, Meli DN, Frey P, Limacher A, Reichenbach S, Jüni P (2017): *Symptomatic treatment of uncomplicated lower urinary tract infections in the ambulatory setting: randomised, double blind trial.* BMJ, 359. S. j4784. Erratum in: BMJ. 2017; 359. S. j5268

101 Ahrendt HJ, Tylkoski H, Rabe T, Szczes A, Friedrich C, Roehl FW, Kitay A, Roemer T, Foth D (2016): *Prevalence of uterine myomas in women in Germany: data of an epidemiological study.* Arch Gynecol Obstet, 293(6). S. 1243–1253

102 Pritts EA, Parker WH, Olive DL (2009): *Fibroids and infertility: an updated systematic review of the evidence.* Fertil Steril, 91(4). S. 1215–1223

103 Toub DB (2017): *A New Paradigm for Uterine Fibroid Treatment: Transcervical, Intrauterine Sonography-Guided Radiofrequency Ablation of Uterine Fibroids with the Sonata System.* Curr Obstet Gynecol Rep, 6(1). S. 67–73

104 Brölmann H, Bongers M, Garza-Leal JG, Gupta J, Veersema S, Quartero R, Toub D (2016): *The FAST-EU trial: 12-month clinical outcomes of women after intrauterine sonography-guided transcervical radiofrequency ablation of uterine fibroids.* Gynecol Surg, 13. S. 27–35

105 Bush D, Brick E, East MC, Johnson N (2017): *Endometriosis education in schools: A New Zealand model examining the impact of an education program in schools on early recognition of symptoms suggesting endometriosis.* Aust N Z J Obstet Gynaecol, 57(4). S. 452–457

106 Maia H Jr, Haddad C, Casoy J (2014): *The effect of pycnogenol on patients with dysmenorrhea using low-dose oral contraceptives.* Int J Womens Health, 6. S. 1019–1022

107 Qiu Y, Yuan S, Wang H (2020): *Vitamin D status in endometriosis: a systematic review and meta-analysis.* Arch Gynecol Obstet, 302(1). S. 141–152

108 Lasco A, Catalano A, Benvenga S (2012): *Improvement of primary dysmenorrhea caused by a single oral dose of vitamin D: results of a randomized, double-blind, placebo-controlled study.* Arch Intern Med, 172(4). S. 366–367

109 Khanaki K, Nouri M, Ardekani AM, Ghassemzadeh A, Shahnazi V, Sadeghi MR, Darabi M, Mehdizadeh A, Dolatkhah H, Saremi A, Imani AR, Rahimipour A (2012): *Evaluation of the relationship between endometriosis and omega-3 and omega-6 polyunsaturated fatty acids.* Iran Biomed J, 16(1). S. 38–43

110 Bozdag G, Mumusoglu S, Zengin D, Karabulut E, Yildiz BO (2016): *The prevalence and phenotypic features of polycystic ovary syndrome: a systematic review and meta-analysis.* Hum Reprod, 31(12). S. 2841–2855

111 Cassar S, Misso ML, Hopkins WG, Shaw CS, Teede HJ, Stepto NK (2016): *Insulin resistance in polycystic ovary syndrome: a systematic review and meta-analysis of euglycaemic-hyperinsulinaemic clamp studies.* Hum Reprod, 31(11). S. 2619–2631

112 Qublan HS, Yannakoula EK, Al-Qudah MA, El-Uri FI (2007): *Dietary intervention versus metformin to improve the reproductive outcome in women with polycystic ovary syndrome. A prospective comparative study.* Saudi Med J, 28(11). S. 1694–1699

113 Haqq L, McFarlane J, Dieberg G, Smart N (2014): *Effect of lifestyle intervention on the reproductive endocrine profile in women with polycystic ovarian syndrome: a systematic review and meta-analysis.* Endocr Connect, 3(1). S. 36–46

114 Ramos FK, Lara LA, Kogure GS, Silva RC, Ferriani RA, Silva de Sá MF, Reis RM (2016): *Quality of Life in Women with Polycystic Ovary Syndrome after a Program of Resistance Exercise Training.* Rev Bras Ginecol Obstet, 38(7). S. 340–347

115 Dokras A, Stener-Victorin E, Yildiz BO, Li R, Ottey S, Shah D, Epperson N, Teede H (2018): *Androgen Excess- Polycystic Ovary Syndrome Society: position statement on depression, anxiety, quality of life, and eating disorders in polycystic ovary syndrome.* Fertil Steril, 109(5). S. 888–899

116 Giampaolino P, Foreste V, Di Filippo C, Gallo A, Mercorio A, Serafino P, Improda FP, Verrazzo P, Zara G, Buonfantino C, Borgo M, Riemma G, Angelis C, Zizolfi B, Bifulco G, Della Corte L (2021): *Microbiome and PCOS: State-of-Art and Future Aspects.* Int J Mol Sci, 22(4). S. 2048

117 Zhao X, Jiang Y, Xi H, Chen L, Feng X (2020): *Exploration of the Relationship Between Gut Microbiota and Polycystic Ovary Syndrome (PCOS): a Review.* Geburtshilfe Frauenheilkd, 80(2). S. 161–171

118 Heshmati J, Farsi F, Yosaee S, Razavi M, Rezaeinejad M, Karimie E, Sepidarkish M (2019): *The Effects of Probiotics or Synbiotics Supplementation in Women with Polycystic Ovarian Syndrome: a Systematic Review and Meta-Analysis of Randomized Clinical Trials. Probiotics Antimicrob Proteins,* 11(4). S. 1236–1247

119 Nygaard I, Barber MD, Burgio KL, Kenton K, Meikle S, Schaffer J, Spino C, Whitehead WE, Wu J, Brody DJ; Pelvic Floor Disorders Network (2008): *Prevalence of symptomatic pelvic floor disorders in US women.* JAMA, 300(11). S. 1311–1316

120 Rortveit G, Daltveit AK, Hannestad YS, Hunskaar S; Norwegian EPINCONT Study (2003): *Urinary incontinence after vaginal delivery or cesarean section.* N Engl J Med, 348(10). S. 900–907

121 Woodley SJ, Boyle R, Cody JD, Mørkved S, Hay-Smith EJC (2017): *Pelvic floor muscle training for prevention and treatment of urinary and faecal incontinence in antenatal and postnatal women.* Cochrane Database Syst Rev, 12(12), Dezember. S. CD007471 Update in: Cochrane Database Syst Rev. 2020; 5. S. CD007471

122 Hay-Smith J, Herbison P, Mørkved S (2002): *Physical therapies for prevention of urinary and faecal incontinence in adults.* Cochrane Database Syst Rev, (2). S. CD003191. Update in: Cochrane Database Syst Rev. 2007, (4). S. CD003191

VERWENDETE LITERATUR

ACOG Committee on Practice Bulletins (2006): Gynecology: *use of hormonal contraception in women with coexisting medical conditions.* ACOG Practice Bulletin Nr. 73. Obstet Gynecol, 107. S. 1453–1472

Bends, R.; Römer, T. (2019): *Hysteroskopische Resektion und Radiofrequenzablation uteriner Myome.* Gynäkologe, 52. S. 273–279

Bergner, D. (2014): *Die versteckte Lust der Frauen.* Albrecht Knaus Verlag, München

Bundesinstitut für Arzneimittel und Medizinprodukte und Paul-Ehrlich-Institut Bulletin zur Arzneimittelsicherheit, 2019, Ausgabe 1

Buse, G. (2003): *Als hätte ich ein Schatzkästchen verloren. Hysterektomie aus der Perspektive einer feministisch-theologischen Medizinethik.* LIT Verlag, Münster

Cochrane Collaboration (2018): HPV-Impfung zur Vorbeugung von Gebärmutterhalskrebs und seinen Vorstufen. Abgerufen am: 10.12.2022. Deutsche Gesellschaft für Gynäkologie und Geburtshilfe (DGGG), Österreichische Gesellschaft für Gynäkologie und Geburtshilfe (OEGGG), Schweizerische Gesellschaft für Gynäkologie und Geburtshilfe (SGGG) (2020) S2k-Leitlinie Diagnostik und Therapie der Endometriose. AWMF-Registernummer 015/045

Dorsch, V. (2018): *Die prämenstruellen Syndrome PMS und PMDS.* Der Gynäkologe, 51(2). S. 110–116

Dragoman, M. V. (2014): *The combined oral contraceptive pill – recent developments, risks and benefits.* Best Pract Res Clin Obstet Gynaecol, 28(6), August. S. 825–834

Freundl, G. (2003): *Natürliche Familienplanung und »nichthormonale Kontrazeption«.* Der Gynäkologe, 36(12). S. 1099–1112

Hintzpeter, B. (2022): *Sexual- und Verhütungsverhalten von jungen Erwachsenen in Deutschland – Ergebnisse aus KiGGS Welle 2.* Journal of Health Monitoring, 7(2)

Joura, E. A.; Giuliano, A. R.; Iversen, O. E. et al (2015): *Broad Spectrum HPV Vaccine Study. A 9-valent HPV vaccine against infection and intraepithelial neoplasia in women.* N Engl J Med, 372(8), Februar. S. 711–723

Kraus, D. (2018): *Wenn Schmerzen die Lust nehmen.* MMW - Fortschritte der Medizin, 160(18). S. 16–21

National Collaborating Centre for Mental Health (2011): *Induced abortion and mental health. A systematic review of the mental health outcomes of induced abortion, including their prevalence and associated factors.* Academy of Medical Royal Colleges, London

Quindeau, I. (2014): *Analyse der Psyche und Psychotherapie: Sexualität.* Psychosozial-Verlag, Gießen

Rabe, T.; Albring, C. zusammen mit dem Arbeitskreis »Postkoitale Kontrazeption«: Ahrendt H-J, Mueck A, Merkle E, König K, Merki G (2013): *Notfallkontrazeption – ein Update.* Gynäkologische Endokrinologie, 11(3). S. 197–202

Römer, T.; Bitzer, J.; Egerter, C. et al. (2021): *Orale Gestagene in der hormonellen Kontrazeption. Stellenwert und Zukunftsaussichten eines neuen Gestagen-Monopräparates mit 4 mg Drospirenon.* Geburtsh Frauenheilk, 81. S. 1021–1030

Ruszała M., Dłuski D. F., Winkler I., Kotarski J., Rechberger T., Gogacz M. (2022): *The State of Health and the Quality of Life in Women Suffering from Endometriosis.* J Clin Med, 11(7), April. S. 2059. Deutsche Gesellschaft für Gynäkologie und Geburtshilfe (DGGG), Österreichische Gesellschaft für Gynäkologie und Geburtshilfe (OEGGG), Schweizerische Gesellschaft für Gynäkologie und Geburtshilfe (SGGG) (2020): *S3-Leitlinie Hormonelle Empfängnisverhütung.* AWMF-Registernummer 015/015

Vieira-Baptista, P.; De Seta, F.; Verstraelen, H.; Ventolini, G.; Lonnee-Hoffmann, R.; Lev-Sagie, A. (2022): *The Vaginal Microbiome: V. Therapeutic Modalities of Vaginal Microbiome Engineering and Research Challenges.* J Low Genit Tract Dis, 26(1), Januar. S. 99–104. Deutsche Gesellschaft für Urologie (DGU) (2017): *S3-Leitlinie Epidemiologie, Diagnostik, Therapie, Prävention und Management unkomplizierter, bakterieller, ambulant erworbener Harnwegsinfektionen bei erwachsenen Patienten.* AWMF-Registernummer 043/044

Weiterführende Literatur und Empfehlungen

Empfehlenswerte Bücher

Arbeitsgruppe NFP (2021): *Natürlich und sicher: Natürliche Familienplanung mit Sensiplan. Das Praxisbuch.* Trias Verlag, Stuttgart

Cleghorn, Elinor (2022): *Die kranke Frau.* Kiepenheuer & Witsch, Köln

Disteldorf, Jeanne (2021): *(K)eine Mutter.* Kipenheuer&Witsch, Köln

Hälterlein, Olivia und Franz, Aisha (2020): *Das Jungfernhäutchen gibt es nicht: Ein breitbeiniges Heft.* Marlo-Verlag, Augsburg

Lisner, Franziska (2018): *Mein Beckenbodenbuch: Mehr Kraft, erfüllte Sexualität, beweglicher Rücken.* Trias Verlag, Stuttgart

Lloyd, Elisabeth (2006): *The Case of the Female Orgasm: Bias in the Science of Evolution.* Harvard University Press, Cambridge

Sanyal, Mithu M. (2009): *Vulva: Die Enthüllung des Unsichtbaren Geschlechts.* Wagenbach-Verlag, Berlin

Scholz, Grit (2007): *Das Tor ins Leben: Weiblichkeit pur - Über Formen und Farbvielfalt der Vulva.* LebensGut-Verlag, München

Strömquist, Liv (2017): *Der Ursprung der Welt.* Avant-Verlag, Berlin

Zejn, Julia (2021): *Andere Umstände.* Avant-Verlag, Berlin

Informative Websites

Ein Bildprojekt über Vulvenvielfalt: www.vulvaversity.de/index.html

Alles zu Safer Sex und Geschlechtsidentität: www.liebesleben.de

Beratung zu Verhütung, ungewollter Schwangerschaft sowie Partnerschaft und Sexualität: www.profamilia.de

Wichtige Informationen über HPV und die häufigsten Fragen zur HPV-Impfung: www.rki.de/SharedDocs/FAQ/Impfen/HPV/FAQ-Liste_HPV_Impfen.html

Bezahlplattform mit Anleitungen und neuen Techniken zur Selbstbefriedigung: www.omgyes.com

Servicestelle der Kassenärztlichen Bundesvereinigung zur Vergabe von Arztterminen unter anderem in gynäkologischen Praxen: www.kbv.de/html/terminservicestellen.php

Selbsthilfegruppe und Informationsplattform über PCOS: www.pcos-selbsthilfe.org

Alles rund um das Thema Endometriose: www.endometriose-vereinigung.de/home.html

Mein Podcast zum Thema Frauengesundheit mit Audioanleitung zum Brustabtasten: www.clitoriassecrets.de

SACHREGISTER

ÜBER DIE AUTORIN

Dr. med. Katrin Gross ist Fachärztin für Gynäkologie und Geburtshilfe. Während ihres Medizinstudiums an der Universität Tübingen leitete sie einen Arbeitskreis für Sexualaufklärung. Nach ihrer praktischen Ausbildung in Berlin und St. Gallen arbeitet sie heute in der Frauenklinik, in der sie selbst geboren wurde. Dort hat sie 2021 auch ihren Sohn zur Welt gebracht. Wenn sie nicht im Operations- oder Kreißsaal steht, sitzt sie an der Töpferscheibe oder tanzt mit ihrem Mann Bachata. In ihrem erfolgreichen Podcast »Clitoria's Secrets« spricht sie gemeinsam mit ihrer Freundin Ronja Hoffmann über Themen rund um Frauengesundheit – für alle, die keine Frauenärztin zur Freundin haben.

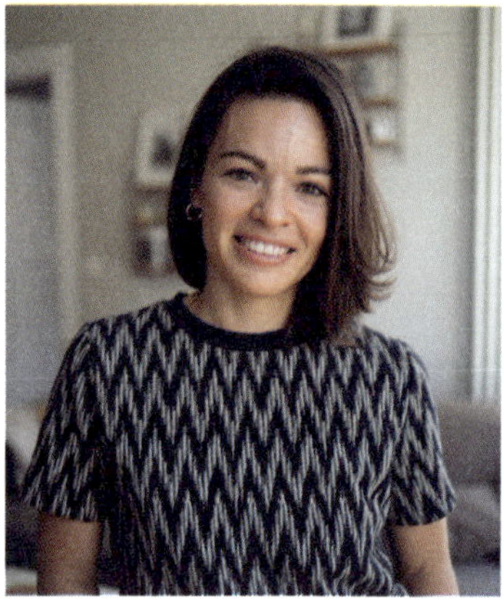